ビハーラ医療団講義集Ⅹ

老病死を支える

―仏教チャプレンの臨床レポート―

ビハーラ医療団 編

序

本書は二〇二三年九月三日に同朋大学博聞館を会場に開催した第二十一回ビハーラ医療団研修会 in 名古屋の記録を中心にまとめたものです。

今回の大会の研修テーマは『老病死を支える――仏教と医療――』で、仏教の立場から老いや死の苦しみをどう支えるかを相互研鑽しました。「ビハーラ」とは、本来、生老病死が直接的に課題となっている臨床の場で仏法を聴聞し、無生無死に目覚めていく学びをしていく活動です。「自信教人信」の聞法が基本です。

今回は、そのような理念で活動しているビハーラ僧やチャプレン、医師の方たちにその取り組みや組織、学びについて具体的に発表していただきました。

いずれも、仏教の教えに裏打ちされた熱い活動内容です。宗教者としてどうあるべきかを考えさせる具体的な内容です。読者の課題解決の一助になれば幸いです。

編集は世話人代表の田代俊孝が行いました。出版は、合同会社自照社の鹿苑誓史氏にお願いいいたしました。献身的に協力してくださいました氏には心より感謝いたします。

二〇二四年五月

ビハーラ医療団世話人代表
編者　田　代　俊　孝

◇　目　次　◇

老病死を支える——仏教チャプレンの臨床レポート——

老病死を支える

仏教チャプレンの臨床レポート

〈であい〉に導かれて
―ハワイの開教使からチャプレンへ―

笠原俊典

ハワイでの経験―開教使の臨床訪問―

今回はご縁あって、これまでにいただいてきた〈であい〉ということを、仏との対話という宗教的視座から、ご報告したいと思います。まず、現在につながる経緯についてお話しさせていただきます。

滋賀県の真宗大谷派寺院の長男として生を受けた私は、多感な青年期に異文化体験を何より求めていたように思います。僧侶としての資格を得て、ハワイ島ヒロ東本願寺へ開教

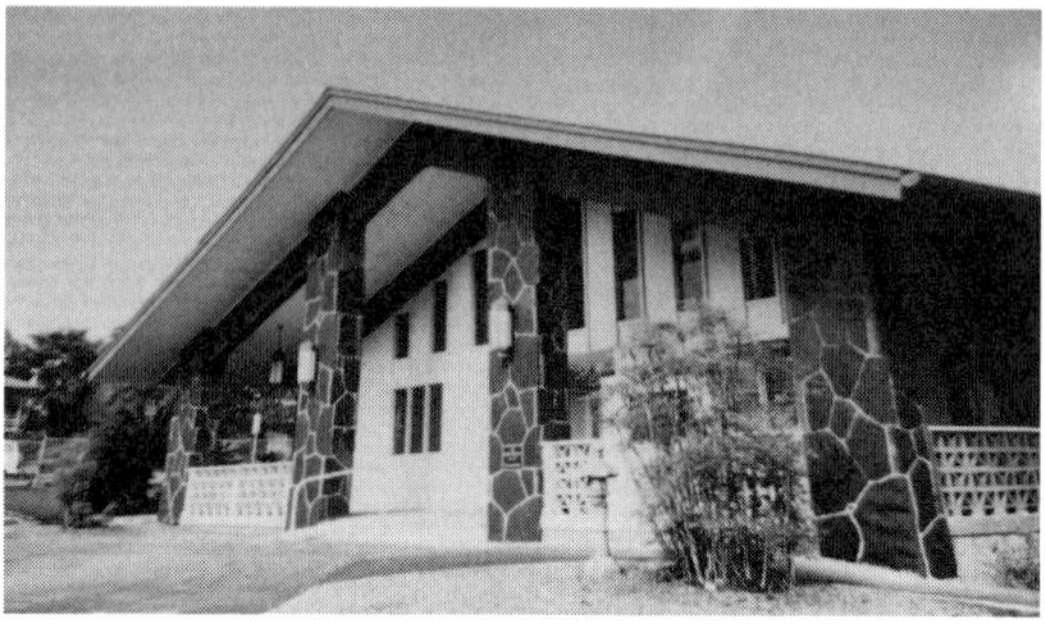

ハワイ島のヒロ東本願寺

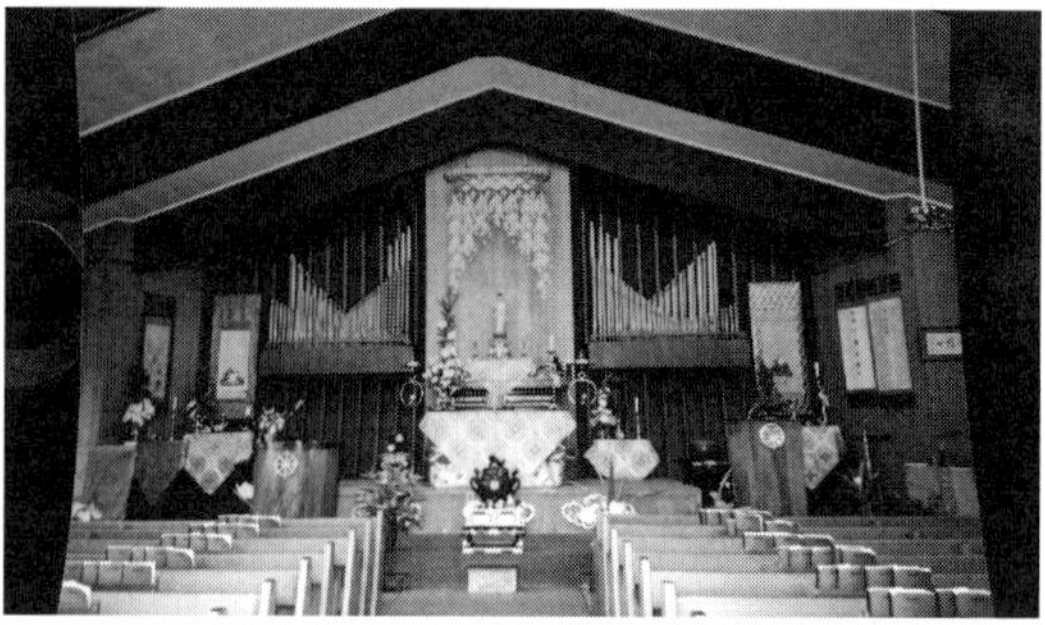

堂内部

使として赴任したのが、その始まりでした。

毎週のお仕事のひとつに、「病床訪問」ということがありました。いつも病院受付に向かうと、当たり前のように仏教者リストなるものを手渡されます。それに沿って、患者さんに僧侶として接することを依頼されていました。日本と違って、当地は多文化・多民族で構成されています。加えて、コミュニケーションは英語でした。私はどうしたら良いか判らず、たいへん戸惑ったのを覚えています。

そこで助けを求めたのが、ビハーラ運動を展開されていた田代俊孝先生でした。当時、先生は、大学の夏休みを利用して開教使の研修会とハワイ大学のサマーセミナーの講師として、しばしばハワイに来ておられました。生死《しょうじ》の課題とは、真宗の救いと直結しているということを、先生からご教示いただきました。それが、生死の世界を深く学びたいという動機付けになったように思います。

さらに、各病院には「チャプレン」という宗教者がスタッフとして常勤されていて、彼らは最前線で生死に向き合っておられること、さらに特定の個人やグループを対象とするのではなく、裸の人間として相《あい》対しておられることを知って、進むべき道が開かれたように思いました。

チャプレン養成については、CPEプログラム（Clinical Pastoral Education）が全米規模で組織されていました。ハワイでも、Queen's Medical Center などが指定病院となっていました。受講資格については、宗教関連で修士以上の学歴等を有していることやコミュニケーション能力が問われます。受講中の生活費については、キリスト教会を中心とする寄付で全額を保障してもらえます。

私自身は、はじめに Hawaii State Hospital で三ヵ月間の短期プログラムを、続いて

Queen's Medical Center で年間プログラムを受講しました。前者は精神病院で、ベトナム帰還兵でPTSD（心的外傷後ストレス障害）・麻薬中毒を患っておられる方が多くありました。後者は太平洋地域での総合医療センターで、チャプレンの常勤インターンだけでなく、他の医療者の養成機関でもありました。両者共に臨床経験がベースとなっていて、午前中は病床訪問とカルテ記載が、午後はクラスでの座学が中心でした。

在籍したクラスには、宗教的には、カトリック、聖公会、メソジストに仏教徒まで、民族的にも、先住民、イギリス、ドイツ、カナダ、フィリピンなど多種多様でした。そこで、カウンセリング技術から危機対応などの専門技術を取得しました。

特徴的だったのは、「自己洞察」と「共感」という学びであったように思います。自己洞察とは、自分のこころが、いま・どこにあるのかを探求することでした。自己逃避することには何より厳しく、客観的に見つめることが求められました。共感ということでは、それが相手の思いでなく、自らの欲していることではないかとの、自己からの解放を求められていたように思います。また自らの信仰を、自分の言葉で、説明することがありました。例えば、あるギリシャ正教の患者家族から共に祈ることのご依頼を受けて、苦慮したたことがありました。その後のクラスセッションにおいて、「家族は何を求めたのか」「念仏とは何か」「私の抵抗感とは」について話し合いました。そして通底する気づき、自他を超えて動かしている本質の学びであったように思います。私にとっては、以降のチャプレン活動においても、それが中心的な命題となっています。

チャプレンのインターンとして

Hawaii State Hospitalでは、患者たちが、一時的な隔離病床を除いては、開放的に住まいされていました。敷地も広大で、自然に恵まれた環境にありました。外傷が殆どなかったので、一見みな、病気を患っておられるようには見えませんでした。しかし、ある方にお話を伺うと、戦場での恐怖体験のフラッシュバックだけでなく、帰還後の偏見や差別に苦しめられたこと、麻薬の力を借りて逃避したとのことでした。そして何より苦しんでおられたのが、治療後にコミュニティに戻っても、世間の目は冷たく、社会参加を閉ざされる現実であったそうです。彼は再び麻薬に溺《おぼ》れて、入退院を繰り返すことであったそうです。彼は絶望的でした。信仰も失っておられました。彼を知れば知るほどに、私には無力感だけが募りました。一緒に泣くことしかできなかったことを鮮明に覚えています。

Queen's Medical Center では、常勤インターンとして、まず各病棟に担当として配属されました。私にとっては、その最初がER（救命救急）と急性期病棟でした。○時過ぎにERから呼び出しを受けたことがあり、ある青年が交通事故で搬送されてきました。頭部を強く打って脳が酷《ひど》く膨張していたので、緊急手術を必要としていました。術後、患者は絶対安静の下、集中治療室へ移されて様子観察となりました。家族は一晩中、彼のことを祈っていました。しかし、翌朝には、主治医から「患者に回復の見込みがなく植物状態である」と告げられました。彼からライフサポートを外すか否《いな》かの決断を、家族は委《ゆだ》ねられました。勿論《もちろん》、ライフサポートを外すことは、死を意味します。

別室にて、母親は息子を独立させたことを悔やんでいました。成人して、一人住まいを始めたこと、バイクに乗ることを許した自分を責めていました。この母親には、現実を認めることはとても困難でした。彼女は彼のことをどれほどに愛していたかを話し続けました。今でも、彼が彼女にとって「赤ん坊」であること、顔立ちが似ていること、彼女の人生がずっと息子との歩みであったことを話し、愛情を確認しました。……しばらく話し終えた後、彼を直視すると、彼女は静かに合掌しました。叔母が一言「このままではもっとかわいそうですよ」と慰められて、家族はライフサポートを外す決心をしました。そして、ご家族と共に、臨終勤行をおつとめしました。

チャペルのある病院

洋の東西を問わず、病院の起源は宗教施設にあります。したがって欧米では、現在でもチャペルを設置している病院が少なくありません。Queen's Medical Centerもまた、上層階にチャペルが設けられていました。特徴的なことには、部屋の中央には十字の入ったステンドガラスが掲げられていますが、それは開き戸になっていて、中には阿弥陀如来が安置されていました。ハワイでは、比較的に仏教徒の割合が多く、堂内にもそうした造りが採用されていました。またチャペルは、専任チャプレンが管理していましたが、患者家族やスタッフに限らず、二十四時間入退室可能で、自由に祈念や瞑想などが行われていました。さらに毎日曜日には、常勤インターンも交代制で、儀式／説教（法話）の時間が与えられており、全館各病床のテレビにも館内放送されていました。チャペルと同様に、その特徴的な設備が食事スペースでした。基本それは、ブッフェスタイルが採用されていました。おもしろいのは、その内容で、世界各地の食事文化に配慮されて、毎日の献立は決められていました。

例えば、日本の病院でさえ、「お粥《かゆ》にお新香《しんこ》でさらさら……」が難しいこともありますが、当院では、その食習慣を大切にしていました。〝サラダボウル〟という言葉がありますが、雑多な文化習慣が混在していることも意味しています。したがって、ハワイの宗教や食文化はサラダボウルと呼ばれています。中身はバラバラですが、皆が美味しくいただいています。それは何より、ハワイと出会って学ばせていただいたことだと思います。

京都での活動

稲荷山《いなりやま》武田病院は、京都伏見稲荷《ふしみいなり》大社と東福寺《とうふくじ》の中間に位置しています。住宅地に建てられていますが、春には院内の梅の木に鶯《うぐいす》が鳴き、道路沿いの家屋軒下には沢山の燕《つばめ》たちが巣作りをするような、自然に恵まれた土地にあります。現在、緩和ケア病棟（十八床）と障害者病棟（三十七床）と一般外来、緩和ケア外来があり、地域医療と終末期ケアに取り組んでいます。

私は二〇一七年四月より常勤チャプレンとして就職しました。信仰的な立場を超えて、スピリチュアル・ケア専門職として活動しています。スピリチュアルと言っても、何も特別なことをする訳ではありません。患者さんと一緒に散歩したり買物したり、趣味を楽しんだり、日々の移ろいを味わっています。患者さんには、急にパニックとなることもあります。現実が受け入れられないことや、誰とも会いたくないこともあります。それでも生死に(向き合わないも含めて)向き合っています。チャプレンとは、緩和ケアチームの一員として、彼/彼女らを見守りながら、また寄り添いながら、共に歩むことができるように心がけています。

さて、〈であい〉には様々なものがあります。実は、私の同期として着任されたのが、土屋宣之《つちやのぶゆき》院長でした。院長は京都医療センターの緩和ケア病棟を立ち上げた医師であり、これまで何万人という患者を看取《みと》ってこられました。

そんな院長の口癖に「ひとは死んだ後も、こころ(意識)は存続するかも……」というものがありました。「患者さんの意識・情(こころ)が、家族の記憶・情(こころ)の中だけでなく、その外へ、この世の中に存在している」とのことでした。先生に比べればほんの僅かばかりですが、私自身にも似たような経験がありまして、病院では、先立たれたお父上やお母上が枕元に現れたといった話を、少なからず患者さんから聞かせてもらうことがありました。そこで最期《さいご》にであうのは、愛する伴侶でもなければ子供たちでもなく、先人であったそうです。

また本人たちにとって、それは夢でもあり、幻でもあるかのように感じられていたそうですが、決して恐怖感や不安感を増幅するようなものでなく、むしろ安心感を与えてくれる存在でありました。そうしたお話を伺っていて、私なりに先生の言葉に理解を深めておりました。浄土真宗には、〝いつも如来に呼びかけられている〟という教えがありますが、先生の〝意識〟とは、先人を超えた存在であるところの、如来（仏）である、と受けとめております。実は患者だけでなく、家族そして私たちスタッフもまた、生死を超えた世界に導かれているのではないかとも感じています。そして、次のケアに活力を与えてもらっています。

福西征子先生

かつて当院には、福西征子《ふくにしゆきこ》先生という医師がおられて、多くのご教示をいただきました。先生はユーモアがあり、ズバッと人の本質を突くようなところがありました。長年に亘って、国立療養所松丘保養園などハンセン病療養所の園長を歴任されてきました。また療養所での元患者の暮らし、そして巻き込まれた歴史上の差別という視点での執筆活動をライフワークとされていて、『語り継がれた偏見と差別』（昭和堂）などを出版されています。

先生にご縁をいただき、ご主人と共に自坊に来てもらうことがありました。その帰り道、ちょうど東本願寺前をドライブしていると、次のようなお言葉をいただきました。「立派なお寺の周囲には高い塀が張り巡らされて、まるで私たちを隔てているようですねえ」。それはちょうど二〇二〇年七月、コロナ禍が始ってまもなくの頃でした。

親鸞聖人の和讃《わさん》（詩歌）に善光寺讃《ぜんこうじさん》と呼ばれるものがあります。

〈善光寺讃〉

善光寺の如来の　われらをあわれみましまして　なにはのうらにきたります
御名《みな》をもしらぬ守屋《もりや》にて　そのときほとをりけとまふしける
疫癘《えきれい》あるひはこのゆへと　守屋がたぐひはみなともに　ほとをりけとぞまふしける
やすくすすめんためにとて　ほとけと守屋がまふすゆへ　ときの外道《げどう》みなともに　如来をほとけとさだめたり
この世の仏法のひとはみな　守屋がことばをもととして　ほとけとまふすをたのみにて　僧ぞ法師はいやしめり
弓削《ゆげ》の守屋の大連《おおむらじ》　邪見《じゃけん》きはまりなきゆへに　よろづのものをすすめんと　やすくほとけとまふしけり

〈意　訳〉

善光寺の如来は、我ら衆生《しゅじょう》を憐《あわ》れんで、百済《くだら》から難波《なにわ》の浦にもたらされた。そして、その名前（いわれ）すら知らない物部守屋《もののべのもりや》は、それを「ほとおりけ（熱気）」と名づけた。

疫癘《えきれい》をもたらしたのはこの異国の「神」のせいだとして守屋の仲間はみなともにそれを「ほとおりけ」と申して貶《おと》しめた。

また、そのことをたやすく広めるために「ほとけ」と守屋が申すゆえ、仏教以外（外道）の人はみなともに如来を「ほとけ」と定めた。

この世の仏法を信じる人はみな、守屋のことばをもととして、「ほとけ」と申し、このことから世間では僧や法師までも卑《いや》しめられた。

弓削《ゆげ》の守屋の大連《おおむらじ》は、邪見極まり無きゆえに、よろずの人たちに、悪評を広めるために、言いやすく「ほとけ」と申したという。


この詩は、時代を経てもなお続く周囲の無関心と排除・忌避《きひ》、そうした中にあって信仰に救われていくとはどういうことなのか、ということを民衆と共に問い続けたことを詠《よ》んでいます。善光寺境内には被差別者が居を構えており、また皮膚病を患った者たちも集団で住んでいたそうです。東本願寺前での福西先生のお言葉から、私は善光寺讃を思い出していました。それは先生が生涯をかけて問われてきた課題であるだけでなく、虐《しいた》げられてきた人たちの時代を超えた願いでもあります。誰かを除外すること、また無関心であることは、私たち自身の信仰を閉ざす行為であることを、厳しく突き付けられています。

ある患者さんとのであい

〈であい〉の大切さということでは、ある患者：Aさん（女性・五十五歳）のことがとても印象に残っています。彼女は再発卵巣がん・癌性腹膜炎・イレウスの患者でした。結婚後まもなく癌が見つかり、以降十一年間に亘って入退院を繰り返し、闘病生活を続けてきました。「どうして自分だけがこんな目に遭わなければならないのか」と、ずっと悔やんでいたそうです。当初は、事実婚の夫とマンションにお住まいでしたが、近くに子育て世代も多く暮らしていました。「主人が出勤すると独りぼっち、隣で赤ちゃんの泣き声が聞こえてくると、一緒に涙が込み上げてきました」と述懐されました。

当院には、病状回復の見込みもなく、絶え間ない嘔吐むかつきもありまして、疼痛《とうつう》緩和を目的とする入院が決まりました。そして最初の変化が訪れました。しばらくは何も口にできなかったそうですが、徐々に経口摂取（一部）が可能となりました。味噌汁などを口に含むと、「胃に通すだけで、食べることを喜べるようになりました」と笑顔で話されました。

Aさんは療養中、夫と実姉、そして実母に支えられていました。夫はお見舞いと仕事の合間を見つけて、お百度参りを続けていました。愚痴を聞く役目も担っていました。複雑な立場にあったのが姉で、同時に二人の患者を抱《かか》えていました。ひとりは姉妹の母で、別の病院にて大動脈瘤の手術を控えていました。もうひとりはAさんのことでした。母は末娘の緩和ケア入院を知りませんでしたし、Aさんも手術のことを知りませんでした。姉は、それぞれの病院へお見舞いに行くときには、心労が重ならないように、嘘をついて胡《ご》麻化《まか》していました。妹に感づかれないように、別室でいつも泣いていました。Aさん自身もまた薄々何かを感じ取っていたのでしょう。家族に何かを遺したいと考えていたようでした。それでエンディングノートを付け始めました。

ある日、昔お世話した里子《さとご》の来訪がありました。当初、Aさんは面会を断りましたが、たまたま自販機の前で鉢合わせとなりました。彼女はその子を見て、「大きくなったわね。

幸せになってね」と声をかけました。続いて口から出たのは「私も幸せな人生だったよ」という意外な言葉でした。病室へ戻って、彼女は少し興奮して、泣いて話してくれました。「これは悲しさとかの涙じゃなくて、自然の洗われる涙なんです」という言葉が、私にはとても印象的でした。

しばらくして、姉からもこんなお話がありました。「門徒の出自であるのに以前は、その教えが身に入ることはありませんでした。でも最近、他力の世界って本当なんだなあ、身を委ねるこ

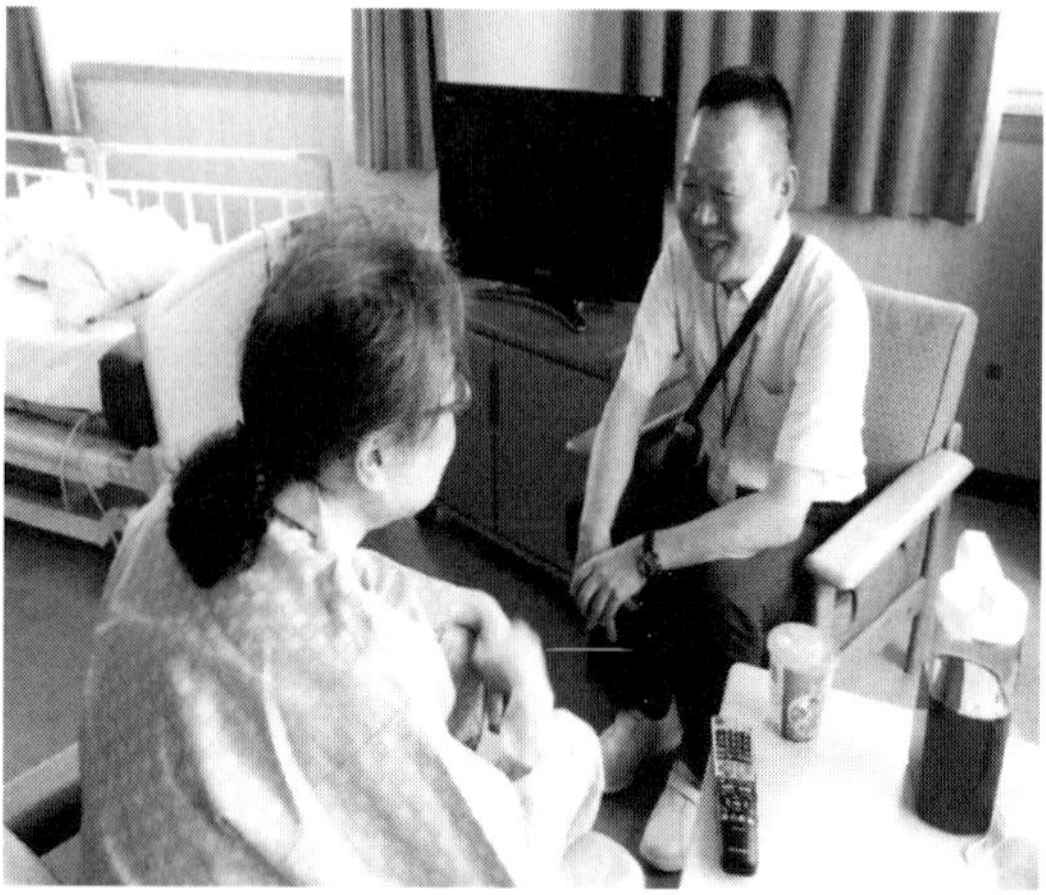

稲荷山武田病院にて（2017年〜現在）

となんだって感動していたら、ちょうど妹もケセラセラってお任せすることとやったんねと同じこと思ってて、何だか嬉しくなりました」というものでした。Aさんは、それからしばらくして、ご主人と姉、そして手術を無事に終えた母に見守られながら、息を引き取り

ました。

この事例から、〈であい〉によって人生は決定的に変わるということを、私は教えられました。Aさんは後悔ばかりの人生でしたが、闘病を重ねる中で自身の「無常」にであいました。自分が中心であった思いが破れて、支えられている他者とのであいがありました。あらためて家族の愛情に触れました。そして最後にであったのが、ほんとうの自分自身だったのでしょう。そうであったからこそ、彼女にとって人生の意味が全く逆転したのではないでしょうか。それは姉にとっても、同様であったのかも知れません。姉は、「他力」という言葉を使われていましたが、

自然《じねん》というは、自はおのずからという。行者《ぎょうじゃ》のはからいにあらず、しからしむということばなり。（『末燈鈔《まっとうしょう》』）

という教えにもあるように、自己とのであいとは、その深いところで、大いなるはたらきに拠《よ》るものであった、という信仰的告白でした。

総じて、人の間というものには、共通して認識の深いところでの「対話性」があるということを、私は感じざるを得ませんでした。如来（仏）との対話ということをいいます

が、通常のコミュニケーションだけでなく、存在まるごとに問いかけられていることがあるのではないでしょうか。私自身もまた、であいを通して、如来より呼びかけられているのです。ありがとうございました。

Que sera, sera
Whatever will be, will be
The future's not ours to see
Que sera, sera
What will be, will be

コロナ禍の看取りの経験
―チャプレン医師を目指して―

和田奈緒子

熊本の緩和ケア病院

熊本から参りました和田と申します。私は、現在緩和ケア病棟で働いています。私がなぜビハーラ医療団でお話しさせていただくことになったのかと考えますと、やはり医療を通じて仏法に出遇《であ》わせていただいたからだと思います。

私は熊本市の隣の合志《こうし》市にある病院の医師で、緩和ケアを専門に仕事をしています。熊本は緩和ケア病棟が多い地域で、県内に十五施設あります。そのうち、宗教が根幹になっている病院はキリスト教系の病院一施設です。そこは熊本で最初に緩和ケア病棟を設置した病院でもあり、シスターやチャプレンも在籍しており、キリスト教に根ざした緩和ケアの病棟を持っています。

私が勤務している病院は宗教系の病院ではなく、チャプレンもおりません。その他に、緩和ケア病棟を有している病院の中には、院長先生が浄土真宗本願寺派の門徒さんで、そのお寺のお坊さんが臨床宗教師として病院内で活動しておられるところもあります。また、近隣の病院の院長先生が、緩和ケア病棟はないけれども病院の中に臨床宗教師が必要だと思って、取り入れているという話も聞きました。

私が仏法に出遇うきっかけ

私はお寺関係の出身ではなく、実家にはお仏壇もなく、一般的な普通の家庭に生まれました。「宗教を必要としている人はいるだろうけれども、自分には、あまり関係ないかな」と思っていました。そういう状況の中で、医者への道を歩み始めたわけです。

医者になって間もないときは、「担当した患者さんの病気が治って元気に退院していってよかったな」と思うことも多かったのですが、だんだんと病気が治らない人や亡くなっていく人たちのほうに、どうしても目が向いていくようになりました。もう少しどうにかできなかったのかなと、無力感を感じるようになっていきました。これは私だけではなくて、多くの医療者が経験することではないかと思います。医者として無力感を感じた私は、病気を治すことができないという大きな壁にぶつかりました。

そのときに多くの医療者、特に医者は、何か理知的に「あれでよかった」とか、「標準的な治療をして亡くなったのだから、自分たちは精一杯やった」とか、そんなふうに自分を納得させていくのだと思います。しかし、私は人が亡くなることは悪いことなのかなと、みんな生まれたからには、何かしらの縁で亡くなっていくし、死は自然なことかもしれないと思ったり、でも、医者がそういうことを考えてはいけないのではないかなと思ったり、そういうことをいろいろ考えるようになって、日々思い悩んでいました。

医者として大きな壁にぶつかって、初めて「いのち」というものを考えるようになりました。それまでは、生まれてから死ぬまでの生命だけを考えていたのですが、「『いのち』って、そういうものだけなのかな?」と考えるようになりました。

そのようなことが縁となり、緩和ケアの道へ進みました。先ほども京都の笠原先生が、患者さんとの関わりについてお話しされていましたが、患者さんが亡くなっても「いのち」は終わらない感じ、亡くなってもそこで完全には消えないもの、笠原先生もそのようなことを言われていたと思います。私も、亡くなって終わらないものがありそうだなと感じました。

「病気になったお母さんと過ごした時間が、自分にとっては贈り物だった」と言われた家族、初めて会ったときには孤独できつくて、「もう誰も自分のことを分かってくれない」と言っていたのに、最期《さいご》は周りの方たちに感謝をして亡くなっていった患者さん。そういう方たちと接する中で、亡くなっても終わらない、もっと大きな意味での「いのち」があるのではないかと思うようになりました。それが「亡くなる人からバトンをいただく感覚」です。そういうふうに自分自身が少し変わってきたといいますか、そんなふうに感じるようになってきました。

チャプレンのまなざしに触れて仏さまの世界に出遇う

ちょうど、私が「いのち」について思い悩んでいるときに、あるチャプレンの話を聞く機会がありました。九州の緩和ケア病棟のチャプレンの方の話でしたが、初めて宗教者の話を聞かせていただきました。チャプレンが何をする方か、よく分かっていなかったのですが、その話を聞いて、やはり医者や医療者と少し違う視点というか、その目線、患者さんを見るまなざしが「あっ、違うな」と思って、それが「すごくいいな」と思って感動しました。それで、チャプレンになりたくなってしまったのです。

チャプレンのお話に、ものすごく感動した私は、チャプレンのことをインターネットで検索してみました。すると、基本的には宗教者がなれるものだということ、また別の言葉で、「臨床宗教師」という存在があることを初めて知りました。それぞれの宗教者がその教えを広めるために行うものではなく、病気で苦しんでいる患者さんや悩んでいる人たちに、それぞれの宗教心を持ちながら関わっていく、そういう臨床宗教師というものが、世の中に認知されてきて間もない頃だったかと思います。「あっ、そういうのがあるのだな、講座を受けることができないかな」と思って探しましたら、本願寺派系の武蔵野《むさしの》大学に講座がありました。そこの臨床宗教師・臨床傾聴士養成コースに入学させていただきました。他の宗派の講座は、宗教者が対象だったのですが、武蔵野大学の講座は、半分が宗教者、半分は一般の人で、「臨床傾聴士」というのが一般の人に当たります。私は二期生で、七人で一年間受講しました。病院で働きながら、「臨床傾聴士」を目指して一年間通学することにしました。

本願寺派系の大学だったこともありまして、仏教の授業を生まれて初めて聞きました。最初のうちは、「仏教は言葉が難しいな」と思っていたのですが、ある授業で、今まで医者になってから感じていた、亡くなって終わらない、何か亡くなる人からいただく感じ、そういうものが仏さまの世界で説明できることを初めて知りました。目には見えないけれども、私たちを包みこんでくださる仏さまの世界があること聞いて、ものすごく驚きました。

講座ではアメリカでチャプレンの研修を受けた小西達也先生にご指導をいただきました。真宗木辺《きべ》派や臨済宗《りんざいしゅう》のお坊さん、神職の方、福祉施設で働いている介護職の人、カウンセラー、出版社の人、いろいろな職種の人たちと一緒に一年間講義を受けさせてもらいました。

熊本から東京の武蔵野大学へ、飛行機で月に一回程度、一泊二日で通っていました。月曜日のお昼まで仕事をして、そのまま飛行機で東京に行って、その日の夕方から、先ほどの仲間と一緒に授業を受けます。終わった後は、みんなでお酒を飲みながら語り合い、翌日早朝の便で戻り、そのまま病院で働いて当直をするということをしていました。集中講義や実習などのときは、数日間上京することもありました。体力的にも仕事的にも余裕がない今思うと、あのとき思い切って受講しなければ学ぶ機会は一生なかったと思います。

私が受講することは、勤め先の病院もバックアップしてくれました。有休を使って行くと、有休がなくなってしまうので、有休として取らずに行ってきていいですよという、病院の温かい対応にも助けられました。

一年間講座を受けた後に、まとめとして最後に先生たちと面談をしました。そのときには、チャプレンのまなざしへの憧《あこが》れよりも、自分が出遇った仏さまの世界に関心が向いていました。「医者として働いてきて感じていたことが、仏さまの世界で説明できるのだなと驚きました。武蔵野大学で経験したように、宗教者と医療者や一般の人たちが、一緒になって同じ方向を向いて苦しんでいる人に関わる、そういうことができたらいいなって思います」と伝えたところ、武蔵野大学のケネス田中先生から、「大分に田畑正久先生という医師がいるから」と、田畑先生を紹介していただきました。

それで、田畑先生にお会いして、そこからビハーラ医療団を紹介していただいたり、西本願寺医師の会を紹介していただいたりしました。このビハーラ医療団に初めて参加したのは、第十八回（二〇一八年）の福井の仁愛大学で行われたときでした。仏教のこともビハーラのこともよく分かっていなかったのですが、こんなふうに集まって、研修・発表をする場があり、「私が思うよりも、もっと前から、同じようなことを考えておられる方たちがいたんだな」と、とてもうれしく思ったことを覚えています。

翌年、第十九回が福岡で開催されたときに、田畑先生から「何か発表してみませんか」と言われました。浄土真宗やビハーラについてまだ何も分かっていなかったのですが、分からないなりに、自分がこんなふうに感じましたということを発表させていただきました。貴重な経験をさせていただきありがたいなと思っています。

小山一行先生との出遇い

田畑先生に、「仏教の勉強をするにはどうしたらよいですか」と質問をしたところ、「やっぱり、それは聞法《もんぼう》だよ。定期的に聞法をすることが大事」と言われました。「熊本で誰かいらっしゃいませんか。私がいきなり知らないお寺に行って、『聞法させてください』とはお願いしにくいので……」と尋ねたところ、「熊本には香覚寺というお寺の小山一行《おやまいちぎょう》先生（本願寺派）がいますよ」と言われました。小山先生は、第七回（二〇〇七年）のビハーラ医療団の研修会が福岡で行われたときに、講義をされていた先生でした。早速、またインターネットでお寺の場所を調べました。

私の住んでいるマンションの近所には公園があり、その公園の隣りにはお寺がありました。そこが小山先生のお寺でした。自宅からお寺まで歩いてたったの二分だったのです。この公園は資源ごみを出す場所で、お寺の周辺をいつも通っていたのですが、興味がないからお寺が全く見えていなかったわけです。目にしていても見えていない、入ってこない、本当に、そういう面があるなと思います。自分の家から歩いて二分のところへ行くために、一年間、東京と熊本を往復し、その後大分へ行き、ここに戻ってきたということです。またそれも何か、いろいろな意味ですごいご縁だなと思っていまして……。そうして小山先生のお寺で、聞法をさせてもらっていました。

西本願寺医師の会に参加させていただいたご縁で、浄土真宗本願寺派の熊本教区のお坊さんたちと、私が勤めている病院で喫茶ボランティアをしましょうということにもなりました。これから患者さんへの傾聴活動をしていこうと思っていたところでしたが、コロナで活動は中止になりました。抵抗力のない患者さんも入院しており、夏のコロナ蔓延《まんえん》もあって、今のところはまだ活動再開ができておりません。

コロナ禍で緩和ケア病棟も面会制限が厳しくなり、「最期のときに、なぜ会いたい人が何人かしか会えないのか」「泊まって付き添って、最期の瞬間を一緒に過ごしたいのに、なぜできないのか」などと患者さんや家族から強く言われたこともありました。一緒に過ごすことができるようにしてあげたい気持ちはあるのですが、なかなか、それが許可できない自分の立場もありまして……。

また、仕事量が爆発的に増え、次から次に振ってくる仕事を処理することができないときもありました。他の病院で働いている方たちもそうだったと思います。

　こういう中で、自分も含めてですが、病院で働いているスタッフは疲弊していました。それを目《ま》の当たりにしても、自分のことで精一杯で、助けてあげることのできない無力感で悶々《もんもん》としていました。聞法は続けていましたが、自分の思うようにならないことでの苦悩だなと自覚はしていても、「このことが何を自分に気付かせようとしているのか……」と、相変わらず悶々とした日々を過ごしていました。

仏の看取り

　そのような中、二〇二二年の八月に、私が聞法させていただいた小山一行先生が亡くなられました。ちょうど先月が一周忌でした。コロナの前から体調を崩されており、「お浄土が、いよいよ近づいているなあ」と法座のときにも言われていました。コロナ禍でも仏教の勉強会、「聞思会《もんしかい》」を続けておられましたが、先生の体調が優れないことと、コロナの感染予防のためもあり、聞思会も休止になり、長くお会いできずにいました。先生が亡くなったというお話を聞いて、悶々としていた気持ちが吹っ飛びました。自分にとっての緊急非常事態が起きて、悶々としている場合ではなくなってしまったわけです。

その悶々としたものが一気に吹き飛ぶとともに、親（小山先生）が亡くなり、子ども（私）が「しっかりしなきゃ」と感じたのかもしれません。自分でもよくは分からないのですが、「帰敬式《ききょうしき》を受けよう」という気持ちが湧きあがってきたのです。かねてから帰敬式を受けてみたいなと思っていたのですが、自分にはまだちょっと分不相応ではないか、そういうふうに考えていたのですが、この帰敬式を、翌月京都の西本願寺で受けました。

皆さんもご存じだと思いますが、帰敬式というのは、仏弟子《ぶつでし》として、お釈迦さまの弟子として生きていくことを誓う儀式です。そして、仏道《ぶつどう》を歩む者として、仏弟子としての名前の法名《ほうみょう》をいただきました。「釈明海《しゃくみょうかい》」という名前です。

この法名は、『教行信証《きょうぎょうしんしょう》』の「行巻《ぎょうかん》」から引用された一文に由来していました。

しかれば、大悲《だいひ》の願船《がんせん》に乗じて光明《こうみょう》の広海《こうかい》に浮びぬれば、至徳《しとく》の風静かに衆禍《しゅか》の波転ず。

（このうえなく優れた功徳《くどく》を備えた名号《みょうごう》のいわれを聞いて、光明の広い海の中に入ったものは、そのはたらきによって、あらゆる禍《わざわい》を転ずることができる）

という一文をいただきました。

実際に『浄土真宗聖典（註釈版）』で調べてみますと、『教行信証』の「行巻」で、この一文と同じページの直前の段落にある、

　一念すなはちこれ一行なり。

という一文が目に入りました。ここに「一行」という小山先生の名前があるのは、たまたま……というふうには思えなくて、小山先生が本当に仏になって、お浄土の世界から、本当に私にはたらきかけてくださっていると思えてきました。まさしく衆禍の波にいた、悶々としていた自分の心に染みました。普段の生活で苦しいことや悲しいことがなくなるわけではない。苦悩とか、悶々としたものがなくなるわけではないけれども、「あっ、それも尊い仏縁《ぶつえん》といただけるようになってくるのだな」と、そういうことを教えてくださっているのだろうなと感じました。

先生の聞法ノートを見返してみたら、二〇一九年十二月の成道会《じょうどうえ》、お釈迦さまがお悟りを開かれたときの法話の資料に、その一文が載っていました。その一部を抜粋しています。

聞其名号信心歓喜《もんごみょうごうしんじんかんぎ》

（聴こえた人に恵まれる喜び、生死《しょうじ》の苦海が光明の広海に転ずる）

先ほどの一文も、衆禍の波がなくなるわけではないけれども、これも仏縁といただけるようになってくるという一文でした。田畑先生に「聞法のときのお話を録音しておくといいよ。それを聞き直して聞法するといいよ」と言われていましたので、法話を録音するようにしていました。もしかしたら、このときの録音があるかなと思って探してみました。

録音した法話を、車で通勤中に聞くのですが、今までも何回も聞いているのに、あまり記憶に残っていなかったのです。よくよく探してみたら、そのときの法話が見つかりました。何と話しているかなと聞いていたら、先ほどの一文を、小山先生は、「この『行巻』の、この一文が、私はね……」って、ちょっとうれしそうに言われていました。「私はね……」と言った後、話が変わってしまい、そこから先を言われませんでした。「先生、どう感じられたんですか」と聞きたいのですが、もう聞けないなと思った瞬間に、「あっ、そうか」と、先生が感じ受け取られた仏法の世界を、先生だけではなく親鸞聖人や念仏者の方たちが受けとめられた世界を、先生に聞くのではなく、私が聞き開いていきなさいと、そういう願いなのだなと思って、また身に染みました。

今回のタイトルを「コロナ禍の看取《みと》りの経験」としましたが、私は小山先生を、実際に医者として看取ったわけではありませんでしたが、私は「最期を見守る」という意味で使います。今までは自分が患者さんの看取りをしていると思っていたのですが、実際には、私が患者さんを看取るわけではなかったのだなと感じています。

昨夜、懇親会で岡山の小児科医で念仏者の駒澤 勝《こまざわまさる》先生とお会いし、「別にどんな死に方をして、どんなに苦しくても、そのままでいいんだよ。おいで、おいでって救われる世界があるよ」というお話を伺いました。私が患者さんを看取るのではなくて、自分も患者さんも阿弥陀さまから看取られているのだなと、感じています。「生まれたときから常に今が最期」と考えると、いつでも阿弥陀さまから看取られている自分です。自分が生まれる前から、ずっと前から、仏さま、阿弥陀さまに看取られている世界があるということを、小山先生が身をもって教えてくださったなと、今は思っています。すみません。話をしていても身に染みて泣けてくるのです。ありがとうございました。

「老いと病のための心の相談室」事業
──名古屋東別院でのデス・カウンセリングの試み──

田代俊孝

相談室設立の経緯

現在、真宗大谷派名古屋別院（東別院）が「老いと病のための心の相談室」という事業をしています。これは、もともと私がビハーラのアンテナ事業として、約三十年前、同朋大学在職中に、「田代研究室」の取り組みとして始めたものです。その後、東別院が別院の事業として継続してくださっています。今発表では、その設立の経緯と事業の内容についてお話しさせていただきます。

そもそもこのビハーラ運動は今から四十年前、大谷大学の博士課程で私とゼミの同期の田宮《たみや》仁《まさし》さんが一緒にやろうとおっしゃって、仏教による終末期の心のケアを「ビハーラ」と名付けて始めたわけです。ネーミングについては大谷大学名誉教授の雲井《くもい》昭善《しょうぜん》先生（インド学：当時、佛教大学教授）の提言によるものです。今では、西本願寺が教団を挙げてやってくださっていますが。

一九八八年七月、私は同朋大学（名古屋市）の私の研究室に事務局をおいて、僧侶、医療関係者、福祉関係者、がんの体験をされた方などを呼びかけ人として「死そして生を考える研究会（ビハーラ研究会）」を立ち上げました。これは、がんなどの終末期の患者や高齢者の心のケアをテーマにした市民参加の研究会です。当時は珍しいネーミングの会でしたから、新聞やテレビがしばしば取り上げてくださり、六百人くらいの会員登録があり、毎月の例会には二百人くらいが参加していました。

名古屋の東別院は、東本願寺の一如上人《いちにょしょうにん》の開基ですが、「死そして生を考える研究会（ビハーラ研究会）」の発足から数年経ったところで、ちょうど別院開創四百年法要とその記念事業をすることになりました。当時、別院には青少年会館（現、東別院会館）がありました。この会館は、昭和三十年代に、戦後の第一次ベビーブームの世代の方たちが、就職するために全国から「金の卵」と呼ばれて名古屋に来た時代に社会教育の場として作られたものです。特に九州や沖縄から、たくさん名古屋へ来られました。ちょうど、現在の社協センターのような役割をしていました。それもそのはず、その後、名古屋市がそれをモデルにして、各区に社協センターを作っていきました。その当時、東別院の青少年会館には、若者が集って、さまざまなサークル活動がなされ、そこで結婚式も挙げられるようになっていました。当時、そういったことをリードする優れた方たちが名古屋教区にはいらっしゃったということです。

ところが、その後、それが下火になっておりました。一九九〇年に東別院の開創四百年をやるにあたり、その会館で何とか前のように活気があるような活動を何かしてほしいという依頼が当時の輪番《りんばん》（東別院の運営責任者）から私にありました。その頃、私どものビハーラ研究会には、たくさんの市民の方が毎月参加しておられまして、その中で実践的なこともしたいということをおっしゃる方があったわけです。それで、ビハーラ研究会に来ておられる方で、特にがんの経験をされた方、さらには、同朋大学に別科といって、一年間でいわゆる真宗大谷派教師資格を取得できるコースがあるわけですが、そこを修了された方たち、当然、そういう人たちはビハーラ研究会にも入っていたわけですけれども、そういった人たちに呼びかけて、東別院に「老いと病のための心の相談室」を開設してはどうかと提案して協力していただいたわけです。

相談室設立の理念

私の研究室で企画して、東別院青少年会館を会場に、一九八九年に第一期の相談員養成講座を開講し、一九九〇年から相談室の事業を開始しました。もちろん、共鳴してくださる名古屋教区の僧侶方にも協力していただきました。当初は、前にも申し上げましたが、私どものボランティアで始めました。相談室で活動している相談員は、相談員養成講座を受講して、それを修了した方たちです。

そして、その頃、名古屋の中部労災病院（副院長）を退職された医師の伊藤博治という先生がおりました。実は、私が中部労災病院の治験委員とか倫理審査委員をしていた関わりもあって、その方がたまたま桑名《くわな》市の大谷派のお寺のご出身ということで、特別に土曜日はボランティアで医療相談を受けてくださいました。
こうして、「死そして生を考える研究会（ビハーラ研究会）」の実践部門としてこの事業を始めました。その設立の趣旨と理念は、親鸞聖人の教えに立つものです。その研究会の理念について、設立時に書かれた文章を読みます。

避けがたい死をどう受容し、超えて行くか。文字通り、「無量寿《むりょうじゅ》」に目覚めること。つまり、いのちを長短で測る価値観、死に方の良し悪《あ》しという価値観からの転換、換言すれば、有無《うむ》を離れる（実体化、対象化を離れる）ことが、何歳まで生きても、何歳で死んでも、どんな死に方をしてもそれを受け容れ、「安心・満足」と言って死んで行けるようになることである。

しかし、このことは、決して、生をあきらめさせる論理ではない。逆に、それは、どこまでも生を充実させる論理である。死を遠ざけて忌《い》み嫌い、死から眼をそらせて、恐れ、おののくのではなく、死を直視して、厳粛にその事実を受け止めていく立場である。死を見つめないまま、その恐れを回避しようとして奇跡を求めて迷い、それにとらわれていくことこそが、かえって苦悩を増大させることは言うまでもない。

それは、死からの逃避であり、医療そのものを拒否してしまうものである。本来的な仏教は、その目覚めを「解脱《げだつ》」と言う。それは、凝《こ》り固まるのではなく、とらわれを離れ、文字通り心が解放されていくことである。宗教とは、本来そのようなものである。

これは親鸞聖人の『浄土和讃《じょうどわさん》』に、

解脱の光輪《こうりん》はきわもなし　光触《こうそく》かぶるものはみな
有無をはなるとのべたまう　平等覚《びょうどうかく》に帰命《きみょう》せよ

という和讃があります。文字通り、解脱とは有無のとらわれを離れていく、われわれの価値観を破っていくということです。続いて、

老いを見つめ、死を見つめた時から、逆に、生が充実してくるのであり、そのありのままをとおして、そのとらわれから解放されてくるのである。その時、われわれは避けがたい老いも病も死も受け容れられるのである。そこに、真の「生きがい」が見出されてくる。そのことは、言葉を変えて言えば、「死にがい」である。「満足」して生き、「満足」して死んでいけるところに、真の生涯教育としての仏教のデス・エデ

ュケーションがあるのである。

と。つまり、生きがいと言って、生の方ばかりを見ていても生きがいはわからないわけです。死を問うたときに生が見える。まさに死にがいであるということです。このような理念で、研究会を始めたわけです。

一九九二年に私は、デス・エデュケーション事情をリサーチするために、アメリカへ留学しました。すでに欧米においては、医療の中で、キリスト教のチャプレン（chaplain）が多くの患者たちの精神的支えとなっていました。完備した病院の中には、必ずチャペルがあり、専門教育を受けたチャプレンが、パストラル・ケア（pastoral care）にあたっていました。

それは、先ほどの笠原さんのご発表の中にもありました。アメリカの場合は、チャプレンのところへ患者のみならず、患者の家族も、医師たちも行っていろいろな宗教的なケアを受けているのです。

一方、仏教においても、もとより、生《しょう》・老《ろう》・病《びょう》・死《し》の苦を解脱することをその目的としており、その課題に対しての教え（教《きょう》）と実践（行《ぎょう》）と、確かなあかし（証《しょう》）を持っています。そして、それは、長い歴史と伝統の中で、日常的に「聞法《もんぼう》」という形で、多くの人々にその役割を果たしてきました。だが、今日は特に医療や福祉の現場において、より直接的にこの役割を果たすことが望まれているのです。

そこで、このような仏教を立場としたデス・エデュケーションを基に、患者や高齢者へ精神的サポートをするカウンセリングを「デス・カウンセリング」と名づけて、相談活動を始めたのです（当時、アメリカでも試みられていました）。これは、死に直面している人に共感・共鳴し、その〝心〟の相談をとおして、互いに生きることの意味を見出していくことを願いとするカウンセリングです。

ここでカウンセリングという名前を使っていますけれども、それは、一般的に言うところの適応を欠いた者に対して、適応を取り戻させるという療法としてのものではなく、デス・カウンセラーとは〝いのちの共学者〟〝同行者〟とも言うべきものであります。

ですから、カウンセリングをして、その適応を取り戻すということではなく、共に仏の教えを聞いていく、言ってみれば、仏によるカウンセリングを受けるというわけです。

相談員養成講座の開設

それで、このデス・カウンセラーになるにあたっては、真宗の教え、カウンセリングの技法（ロジャース）、福祉介護・医療介護の入門を内容とした相談員養成講座を設けました。この講座は、毎月開講で一期と二期に分けておりまして、一期、二期各六カ月、通算で十二カ月間受講していただきました。講師には、仏教関係者のほか、前田甲子郎同朋大学社会福祉学部教授（医師）、日本で最初に訪問看護ステーション事業を始められた同朋大学社会福祉学部卒の新出よしみ看護師、いのちの電話相談員の杉山郁子氏、そして名古屋教区の僧侶の方などに依頼しました。

そして、その修了者の中からメンバーを募り、「老いと病のための心の相談室」の相談員としての奉仕にあたっていただきました。

会館の中に相談室を設けて、電話で予約を受け付けて対面で相談活動をしました。電話相談だけではなく、来ていただいて対面で悩みを聞く。そして、毎月、決められた日には、特定の療養型の病院や老人ホームへボランティアとして出向いて相談活動をしていました。

現在は、コロナ禍で活動を縮小しているようですが、この当時はメンバーの十四〜五人が、一つは大府《おおぶ》市の老人ホーム「大府寮」（現、大府苑）、それから東別院の運営している老人ホーム「南山寮」（現、南山の郷）等へ出向いて、そして一対一で、傾聴ボランティアや患者さんとの仏法談義をするのです。そのほか病院などの訪問の受け入れ先については、私たちの研究会の会員が探してきました。このほか、毎月、定例の事例カンファレンスやスキル向上の研修会を開いていました。

このようなことを内容にしているわけですけれども、基本的には、先ほど申しましたように、相談といっても共に仏法を学ぶわけですから、聞法活動に他ならないわけであります。

名古屋という所は、大谷派の寺院の大変多いところですから、来られる方の多くはお東の門徒さんです。「『正信偈《しょうしんげ》』は聞いたことがある」とか「うちのお寺さんはお東ですよ」というふうにおっしゃられる方が大半ですね。そういったところへ、私も時間の許す限り一緒に行って、そして、一対一で患者さんというか、入所していらっしゃる方と、仏法についていろいろなことをお話ししました。これは、布教活動ではありません。老病死の苦しみを超えるための援助の活動です。仏教は、お寺や教団のためにあるのではなく、悩む人のためにあるのですから、その求めに応じて活動するのです。

当時、大きな問題になったのは、病名告知に関わる相談です。その頃は、今ほどはっきりと病名告知をする時代でもありませんでした。そういったことが社会問題にもなった時代です。それゆえ、病名告知には、患者から聞かれても、他人である相談員が、そのことに関与すべきではないと申し合わせていました。当然です。医師と患者、患者の家族の問題ですから……。でも、患者は、周囲の状況から察知してしまうということもあるわけです。だいたい患者はみんなわかっていたわけですね。抗がん剤を飲んでいるわけですから……。しかし、本人も家族も知らない振りを演じていることもありました。互いにわかっていながら真実を知らせないで、だまし合いながら死を迎えていくこともありました。しらじらしい思いをして、何か腫れ物に触るような関係性の場面に出会ったこともありました。

しかし、長年、真宗などの仏教の教えを聞法してきた人や、それに親しんできた人には、比較的接しやすかったです。やはり、お寺の法座に聴聞《ちょうもん》しに行っている方たちとか、高齢の方ですと、結構、接しやすかったです。東別院の定例法座に通っておられる方もいらっしゃるわけです。その人たちのパターンを示してみると、概《おおむ》ね次のようなプロセスをたどりました。

クライエントの心の変化

最初は、㈠信頼。相手と一対一で「よかったら、お話を聞かしてくれませんか」というようなかたちで関係性を作っていくわけです。そこで、親しい人間関係ができると、互いに聞法者としての共通意識が生まれます。すでに、仏教を学んでいるのですから、死のタブー視がある程度超えられています。聴聞なさっている方は、やはり死ということを、一般の人ほど、そんなにタブー視するということはないわけです。

そして、㈡共感。さらに、人間関係が深まり、聞法者としての共通意識が深まると、仏教書などを通して、生死《しょうじ》の問題が話題になってきます。だが、その時、相談員が自らの健康を誇ったり、相手に「頑張って」などと言ってはなりません。どこまでも「共に悩む人」というところに立っていなければなりません。

当時、鈴木章子さんの『癌告知のあとで』（探究社）といった本だとか、あるいは平野恵子さんの『子どもたちよ、ありがとう』（法蔵館）とか、同じくそれを扱った拙著『悲しみからの仏教入門』正・続（法蔵館）、『がん体験からの人生観』（同朋舎出版）とか、がん体験の手記が、そういった人たちに大変大きな共感を持たれておりました。

㈢諦観。無常、無我などの教えをとおして〝常〟であるということの虚妄《こもう》や我執《がしゅう》がその原因であることを、互いに学び、一応、頭では理解できるようになります。

聴聞なさっているわけですから、明日ありともわからない「いのち」だとか、私の存在は永遠ではないとか、あるいは「自分が、自分が」と、「自分のいのちだ」とか、そういった我《が》を張っていくようなことが苦しみの原因であることは、一応、頭では理解されています。

㈣価値観の転換。ところが、そういったことが身につまされてきて、自分の体、老いていく体を見ていく中で、事実を見つめることによって、身体の状況から、生死の不如意《ふにょい》を実感するのです。思いどおりにならないものを思いどおりにならないと知っていくことが、それを超える道なのです。ですから、その不如意を実感するということです。聞法をとおして、「生はプラス・死はマイナス」「死に方の良し悪し」などの価値観が我執に根ざしたとらわれであると気づく。たとえば、美しく死ぬのを良しとするのではなく、痛いときは痛いと言い、苦しいときは苦しいと言い、どんな死に方でも良しと、腹がすわると「あるがまま」に落ちつけるのです。

親鸞聖人の言葉で申せば「臨終の善悪を沙汰《さた》せず」「有無を離れる」とか、自分が勝手につくり上げていたモノサシにとらわれて、自分で独り相撲を取っている、そのモノサシそのものが「そらごと」、戯言《ざれごと》であると知らされてくる。そうすると、そこで自分の価値観が破られてくるわけです。価値観の転換です。長くてもいい、短くてもいい、「いただいたいのちをいただいたままに」。それが絶対満足ですね。

㈤満足。価値観の転換がなされると大きな安らぎを得るようになります。死の受容、いのちの満足。つまり、いのちの長短の価値観に基づいていくら追い求めても永遠に満足はありません。どれだけ施しても、施されても決して満足はない。そのとらわれを離れた時、本当の満足があるということ。「あるがままを、あるがままでよし」という受け止め方です。

そして、㈥往生。必至滅度《ひっしめつど》、無生無死《むしょうむし》。結果的に安らかな死に至る。安らかな死に方をするために、仏法を聞くわけではないのです。仏法を聞けば、結果的に安らげるというわけです。そこが、どうも一般にはなかなか理解しがたい所です。仏法を利用しようと考えてしまうわけです。仏法は利用するものではないのです。学ぶところに、聞くところに結果的に安らげるのです。

一応、このようなパターンになりますが、㈤や㈥に至るケースは、まれです。しかし、「妙好人《みょうこうにん》」と呼ばれる人たちの死の受容は、この典型であります。よく引き合いに出される浅原才市《あさはらさいち》さんです。

才市は葬式済んで、臨終済んで、

「南無阿弥陀仏」とこの世にいる。

才市が阿弥陀
阿弥陀が才市。

才市さんなどの場合は、そういったかたちで、死ということを受け容れているわけです。ここに一つのモデルがあるのです。三十年前に田代研究室がアンテナ事業として始めた「老いと病のための心の相談室」活動が、全国のお寺に広がっていくことを願ってやみません。

名古屋東別院「老いと病のための心の相談室」について

東別院「老いと病のための心の相談室」

○開　設　一九九〇年四月
○主催事業者　一九九〇年四月より一九九八年三月まで　同朋大学田代俊孝研究室
一九九八年四月より現在　真宗大谷派名古屋別院（担当　社会事業部）
○所在地　東別院会館内（〒四六〇―〇〇一六　名古屋市中区橘二丁目八番四五号）
電話〇五二―三三一―九五八〇
○相談形態　面接相談・電話相談・施設訪問対話ボランティア
○相談料　無料
○相談時間　面接相談の場合原則として一時間

○登録ボランティア　約二百名（二〇二三年現在）

開設時の一九九一年九月までの最初の一年間と一九九七年度の利用状況

○開設初年度（一九九〇年九月～一九九一年九月）

〔来談件数〕三八件（他に電話五二件）男性六件　女性三二件
四〇歳未満　四件　四〇歳代　七件　五〇歳代　九件
六〇歳代　六件　七〇歳代　四件　八〇歳代　二件　不明　六件

〔相談内容〕老い　三件　宗教　五件　病気　一二件　死別の悲しみ　一二件
死（自殺）一件　老人ホーム　一件　介護疲れ　三件
家庭問題　一〇件　その他　一件

○一九九七年度（一九九七年四月～一九九八年三月）

〔来談件数〕五六件（他に電話五二件）男性一四件　女性四二件
四〇歳未満　七件　四〇歳代　一二件　五〇歳代　八件
六〇歳代　二〇件　七〇歳代　二件　八〇歳代　二件　不明　五件

〔相談内容〕 老い 二件　宗教 六件　病気 一〇件　死別の悲しみ 一件
死（自殺）二件　老人ホーム 一件　介護疲れ 一件
家庭問題 二九件　いじめ 一件　その他 三件
（田代俊孝著『仏教とビハーラ運動――死生学入門――』一九九九年、法蔵館より）

東別院「老いと病のための心の相談室」第四〇期相談員養成講座受講にあたって

真宗大谷派名古屋別院

〔概要〕

東別院「老いと病のための心の相談室」は、一九九〇年に「死そして生を考える研究会（ビハーラ研究会）」（代表 田代俊孝氏）の実践の場として発足し、一九九八年以降、真宗大谷派名古屋別院（東別院）の主催事業として現在まで運営されています。本事業は、人間の抱える生老病死の不安や迷いの心情に向き合い、その当事者に寄り添うことを活動の基本としつつ、その活動の中から「人間らしさ」や「生きることの本来的意味」を相談員自身が見出し、学び直していくことを目的としています。活動内容としては、それまでの田代俊孝氏に代わり二〇一四年から譲　西賢氏をコーディネーターとして迎え、氏の指導の元に面接・電話による相談ボランティア、特別養護老人ホームでの対話ボランティアなどの活動に取り組んでおり、これらの相談員を養成する講座が「相談員養成講座」です。真宗・仏教の教えを根本とし、生老病死の苦悩を引き受けることの意味や傾聴の方法について学びます。

〔養成講座年間の流れ〕

養成講座Ⅰ（六月～七月）→　養成講座Ⅱ（九月～十一月）→　相談員登録（修了式後）→　実習期間・養成講座Ⅲ（一月～三月）→　相談員（四月）

①養成講座Ⅰ（全五回）は入門、養成講座Ⅱ（全六回）は基礎、養成講座Ⅲ（全三回）は研修と位置付けて開催する。

②実習期間は、相談室陪席、「相談室ミーティング」への出席、対話ボランティア（現在、休止中）などが含まれる。

③養成講座とは別に「相談室公開講演会」（二〇二三年度は閉講）の聴講が可能。

〔相談員の主な活動〕

①相談室　平日午後一時～四時（面接相談・電話相談）
②対話ボランティア（老人ホームや病院へ出向して活動していたが、現在は休止中）

〔注意事項〕
・本講座は全回出席が基本です。ただし、やむ得ない欠席の場合は、事務局にご相談ください。欠席がある場合は、次の段階に進むことができない場合がありますので予めご容赦ください。また、欠席された場合は事務局に連絡を入れ、翌年その講座を必ず受講してください。

二〇二三年度　第四〇期「相談員養成講座」カリキュラム

下記の通り、第四〇期「相談員養成講座」についてご案内いたします。会場はいずれも東別院会館内の教室です。

1、【入門】養成講座Iカリキュラム（十三時三十分～十五時三十分）
①六月二一日（水）
老いと病のための心の相談室――綱領に学ぶオリエンテーション――　前田健雄氏

②六月二八日（水）　自己への気付き　杉山郁子氏
③七月一二日（水）　価値観と意思決定　杉山郁子氏・岡田衣津子氏
④七月二六日（水）　仏教から考える苦悩と受容　佐賀枝夏文氏
⑤八月九日（水）　真宗とカウンセリング　譲　西賢氏

2、【基礎】養成講座Ⅱカリキュラム（十三時三十分〜十五時三十分）
①九月二七日（水）　真宗の生活と対話　堂宮淳賢氏
②一〇月一八日（水）　カウンセリングの技法——電話相談の特質も含めて　譲　西賢氏
③一〇月二五日（水）　コミュニケーション演習　杉山郁子氏・岡田衣津子氏
④一一月八日（水）　ロールプレイ演習Ⅰ　杉山郁子氏・岡田衣津子氏
⑤一一月一五日（水）　ロールプレイ演習Ⅱ　杉山郁子氏・岡田衣津子氏
⑥一一月二九日（水）　活動に向けての座談会・修了式　愛知宗麿氏・島津　通氏

3、【研修】養成講座Ⅲカリキュラム（十三時三十分〜十五時三十分）
①一月一七日（水）　ロールプレイ研修Ⅰ　譲　西賢氏・杉山郁子氏・岡田衣津子氏
②二月一四日（水）　ロールプレイ研修Ⅱ　譲　西賢氏・杉山郁子氏・岡田衣津子氏

③三月二七日（水）　ロールプレイ研修Ⅲ　　　　　譲　西賢氏・杉山郁子氏・岡田衣津子氏

4、講師・スタッフ

■前田健雄氏（真宗大谷派一心寺住職）
■佐賀枝夏文氏（大谷大学名誉教授・臨床心理士）
■譲　西賢氏（岐阜聖徳学園大学名誉教授・真宗大谷派慶圓寺住職・臨床心理士）
■杉山郁子氏（椙山女学園大学非常勤講師・グループファシリテーターの会Seeds代表）
■岡田衣津子氏（日本福祉大学助教・精神保健福祉士）
■愛知宗麿氏（真宗大谷派西福寺住職）
■堂宮淳賢氏（真宗大谷派長誓寺住職）
■島津　通氏（真宗大谷派法光寺住職）

仏教の源流をたずねると、それは生・老・病・死にあります。東別院では、その根本的な生・老・病・死の苦悩に向き合うことを目的に「老いと病のための心の相談室」を開設し、その相談室にて活動する相談員を養成する相談員養成講座を開設しています。現在、相談員は二百名以上在籍しており、苦悩する人々に寄り添う中で、自らを問い続ける「いのちの共学者」として活動をしています。ぜひ、この機会に自身の豊かな人生を見出すべく、真宗的・仏教的カウンセリングを学びませんか。

（資料提供：真宗大谷派名古屋別院・社会事業部）

「ビハーラの会」とアドバンス・ケア・プランニング（ACP）

宮﨑幸枝

ビハーラとアドバンス・ケア・プランニング（ACP）

皆さまこんにちは。私は小児科医で、内科医でもあります。私の勤めているみやざきホスピタルは、茨城県南にある、ベッドが二三〇床の精神科の病院です。主人の実家の病院で、外来は内科、小児科、歯科があり、永く地域のホームドクターでもあります。小山の上に八階建ての病院が建ち、三六〇度地平線まで関東平野が広がっていて、西に富士山と東京スカイツリーまで見え、眺望抜群の病院です。

当院では『ようこそ』という機関紙を発行しています。妙好人《みょうこうにん》の源左《げんざ》さんの口癖「ようこそ、ようこそ」をいただき、三十年間ずっと私が編集して発行してまいりました。病院の記録と同時にエッセイ集のようなものでもあります。

私は、以前に『お浄土があってよかったね――医者は坊主でもあれ――』（樹心社）という本を書きました。本の題名は私が患者さんによく言っている言葉です。浄土真宗であればこのような患者さんへの言葉かけができるのではないでしょうか。

ビハーラ医療団は浄土真宗に基づいているのでしょう？　今日、いささか違和感を抱いたのは、一度もどこからもお念仏の声が聞こえないことでした。ちょっと一回、皆さまと一緒にお念仏致しましょう。せっかくの会ですから、皆さま、ご一緒に。「なんまんだぶつ、なんまんだぶつ、なんまんだぶつ……」。ありがとうございます。やはり、お念仏はいいですね。

さて、私の病院では、ＡＣＰ、つまり「アドバンス・ケア・プランニング」を二年前に始めました。私は九年前から考えていましたが、精神科入院中の患者さんにＡＣＰはどうか？　と反対されそうに思いまして、なかなか言い出せませんでした。

しかし「人間老いやすく、解決なり難し」です。患者さん自身が終末期に、私はこのように生きたいとか、最後どこまで医療をやってほしいとか、最期《さいご》どこで死を迎えたいとか、最期に言い残したい言葉とか、最期は誰に会いたいかとか、そういうことを聞きます。当院ではさらに死んだらどこに行くと思っているか、死ぬことをどう思っているかということも聞いております。これはとても大切なことで、それを聞くことで、「死」ということについてどれほどの認識があるのか、またどれほどの不安を持っているのかなどを具体的に聞き、改めて考えていただくということと、実は、最終的には、その死の解決、生死《しょうじ》の解決の話までもしていきたいとかねてより思っていました。実際「死んだら地獄行きだ」と何人も言われ、恐怖、不安を述べる患者さんがいる一方では、「ビハーラの会で聴いていたからお浄土に往きます」と言う方、また「どうなるか分からない」と言う方、「死については考えない」等々様々でした。

ビハーラという言葉の中身

さて、この「ビハーラ」という言葉ですが、我々は浄土真宗のビハーラです。浄土真宗のご法義の特徴は？　その世界一の専売特許は何でしょうか？　それは「正定聚不退転《しょうじょうじゅふたいてん》」、すなわち「平生業成《へいぜいごうじょう》」です。平生業成とは、今、このままの救いです。「今」ここに救いがもう届いているから、平生に「業事成弁《ごうじじょうべん》」、要するに阿弥陀さまの五劫思惟《ごこうしゆい》のご本願がもう届いているのだから、もう私の救われる問題はこちらが思う前に済まされている。本願成就《ほんがんじょうじゅ》とは、私の救いはすでに解決済みということですから、私の案ずることではないということになっています。

つまり、「今」ということは、私がちょっと移動しても、ここが「今」ですから、今ここ、私のいるところが問題ないことになっているということを、ご本願のほうが、私に教えてくださっているわけです。それは、阿弥陀さまから、あなたの口に出る、「なんまんだぶつ」という声になって出る仏になってあなたを救うと誓われているのです。「南無阿弥陀仏の称名《しょうみょう》が、お浄土に参る救いの証拠なり」と蓮如上人がおっしゃっています（『御文章《ごぶんしょう》』四帖《じょう》目、取意）。

当院の「ビハーラの会」

私の病院では「ビハーラの会」というのを三十年間開催してきました。これまでに浄土真宗本願寺派の布教使さんを招いて、毎月、ご法話をしていただいてきたのです。参加は自由です。職員、看護師さん等が三十人ぐらいと患者さん三十人ぐらいが入れ替わり立ち替わりずっと聞き続けてきました。コロナで一時的にストップしていますが、令和五年十月、久々の再開のせいか、職員等六十四人、患者さん二十六人で九十人もが集まり、聴聞《ちょうもん》させていただきました。

「ビハーラの会」開始から五年後に、一席のお話だけではまだ物足りないという思いで、夜の法座「やさしい仏教講座」という一時間の法話と一時間の質問時間をつくりました。入院している患者さんたちには六時半から八時半までの自由時間があるからです。講師は群馬の布教使、阿部信幾《あべのぶき》先生に泊まりがけで来ていただき、初め『歎異抄《たんにしょう》』を二回繰り返し、その後、御文章、正信偈《しょうしんげ》、ご和讃《わさん》等々の講話をしていただきました。

当病院には仏間があります。その仏間というのは、茶道《さどう》の作業療法のための畳の部屋という名目で提案しましたが、実は私は病院の中の仏間が目的で、そこにお名号《みょうごう》を掛けたお仏壇を作り付けてしまったのです。

その仏間の畳部屋にご講師の先生に泊まってもらっています。その畳部屋はビハーラの会の終了後、さらにご講師に聞きたいことがある患者さんが十人ほど、その仏間でご講師を囲んで質問会をします。先ほどから言っている「平生業成」、救いがもう届いているというお説教を聞いていても、そこでまたさらに疑問が残り質問が出るわけです。

小松原章司さんのＡＣＰ

その法話会、つまり「ビハーラの会」も「やさしい仏教講座」も大好きで、全てに皆勤の患者さんがいました。もう亡くなった方ですが、生前に当院機関紙に名前入りで掲載することをご本人もご家族も快諾されていましたので申しますと、小松原章司さんという念仏者になられた方です。

小松原さんのＡＣＰでは、まさに安心《あんじん》に出遇《であ》えた仏教的世界観からの言葉が自然に出てきました。彼は、それまで死を往生浄土と安心していましたが、ＡＣＰの問答の中ではっきりと言った言葉は、「余命告知された時にも動揺しませんでした」とおっしゃり、また、「私はお浄土に参ります」と言いました。「私は死のうとしていた時期に、ここの病院で仏法に遇い、死ななくてもよかったんだと思うことができました」と、その喜びと感謝を言い、「今は阿弥陀さまの智慧《ちえ》の中です」と言い、余命告知された後でしたのに、彼は「今が一番幸せです」とまで言い切った時、その場にいた者たち皆を驚かせました。本人もぼろぼろ涙し、泣きながら「私は病気になってよかった。なぜなら、みやざきホスピタルに来られたからだ。みやざきホスピタルに来たら、ここに『ビハーラの会』や夜の聴聞会があり、この仏法に出遇えたから」と。「精神病になってよかった」という言葉まで言ったのでした。

それで、みんな感動し、ナース等も泣く、私も泣きました。彼は当院の星野恵則院長の作業療法（詩歌療法）を受けて以来、毎日のように短歌を詠《よ》み主治医や私に届けました。それの殆どは仏法に遇えた喜びを詠んでいます。

ゆったりと　想うがままに　毎日を　阿弥陀の願い　そっと心に
篤き手に　抱かれたままに　お浄土へ

人生の　最後に輝く　春の虹

（『ようこそ』五八号）

等。

星野院長は芸術療法の大家です。月に二回（詩歌療法）あり、彼がそこで毎回詠んだ歌を『小松原章司短歌集「春の虹」』として小冊子にしてまとめました。この冊子は生前に出来上がって、ベットに横たわった彼の手から、医師、看護師、病棟の仲間たち一人一人に手渡すことができました。

煩悩《ぼんのう》に　ふりまわされる　我れなれど　阿弥陀の慈悲に　いだかれつつ
何もない　何もないから　何もなく　すべて阿弥陀の　智慧の通りに

（『ようこそ』五九号「小松原章司短歌集」宮﨑俊一の文章中）

と。まさに他力。つまり、「何もない　何もないから　何もなく」。自分の側には何もなくていいのですよね。阿弥陀さまのご本願だけが働いているのです。私の側には、このようになったらとか、このように信じればとか、たら・れば、はいらない。私が受け持つものはゼロパーセント、阿弥陀さまは一〇〇パーセント。ご本願は絶対他力、他力に絶対が付くのです。絶対他力なのですから、私は手ぶらですよ。おまえを救いたいと、この法蔵菩《ほうぞうぼ》薩《さっ》が五劫思惟もされて、救いたい、救わせておくれと成就された願いです。「なんまんだぶつ」は必ず救うよ、心配するな、任せてくれとの阿弥陀さまのお喚《よ》び声ですね。

われ称《とな》え　われ聞くなれど　南無阿弥陀　つれてゆくぞの弥陀（親）のよびごえ

本願寺派勧学　原《はら》口《ぐち》針《しん》水《すい》

曹洞宗からお念仏が喜べる人に

ところで、私の実家は曹洞宗《そうとうしゅう》の檀家で浄土真宗ではありませんでした。大学時代のある日自分自身しか知らない自身の心の浅ましさを恥じたことがあった日、何故か急に思い出したのが築地本願寺《つきじほんがんじ》の若者向けの仏教の会という広告でした。そこでいきなり築地本願寺に電話。「土曜です。ぜひいらっしゃい」と言われ、その週の土曜日、すぐ参りました。初めて浄土真宗のお話を聴聞。一回目聴いた時、何故かこれを聞いていこう」と思いました。毎週土曜毎に築地に通い、それ以来私は仏教徒だと思い込んでいましたけれども、四十歳になった時に「全く分かっていないわ、私」と思いました。そこで意を決して一から聴聞したいと思い、元の仏青の会員を集めYBAS（ワイバス、Young Buddhist Association Senior 仏教青年シニア）と名付けて自分好みの聴聞会を立ち上げて、仏青の時代に築地本願寺にいらして熱心に若者に説いてくださった、清胤徹昭《きよたねてっしょう》先生に広島から来ていただき、平成元年に一から聴聞させていただきました。

その後、稲城選恵《いなぎせんえ》和上、深川倫雄《ふかがわりんゆう》和上、阿部信幾師のご法話に遇い、やっとその三年目平成四年十月十日午前、ふいっと分からせてもらったのです。その前日に聴聞した阿部先生のご法話を思い出しつつ、その日ふと自分の原点、生まれたての新生児の時ってどんなだったのか？　と思った瞬間、地の底のようなところに、自分が生まれたての「ゼロ」の状態になって、地のどん底に降り立った私。その時、ふいっと分からせてもらったのです。そうか新生児という最下位、凡《あら》ゆる存在が私の上にいて底辺にいるのが新生児の私。今まで聴いてきた親さま（阿弥陀さま）は、私を新生児のように抱いて、抱《かか》えて、絶対に落とすことなく必ずお浄土へ連れていくというご法話。この時、初めてお浄土があった！と感動し、慶《よろこ》びました。

真宗の仏法に遇えた時から、いつか朝日新聞で見た「ビハーラ」という言葉で仏法の聴聞会を院内で始めたいと思い始めていました。

しかし、主人の家も曹洞宗です。関東は曹洞宗が多く、茨城県の当院みやざきホスピタルの周囲三十キロ圏内に浄土真宗のお寺は一ヶ寺もなしで、私が浄土真宗のビハーラを始めるのにはかなり無理がありそうです。そこでまずは九月の創立記念日の講演会にお寺のお坊さんのお話はどうかと院長に持ちかけると意外や「いいですね」と言われ、真宗の一流布教使佐々木《ささき》円月《えんげつ》師にお願いしましたら、仏法とは何かを実にきっちりと分かりやすく話してくださいました。

ビハーラの会の出発

その三ヶ月後の十二月に、入院中のカンちゃんと呼ばれていた患者さんが肝臓がん末期で腹水がいっぱいのお腹のまま病棟内を「長らくお世話になりました」と看護師や患者さん方に挨拶をして回って歩いていると師長から聞きました。「ああ、カンちゃんは自分の死を悟ったんだ」と私は思いました。その時、ふっと思ったのは、「カンちゃんは、お浄土に参るということを聞いたことがないだろう、全く知らないじゃないか、と。それで、私は「よし！　お坊さんに来てもらおう」と思い立ち、電話でお願いしたら快諾してくださったのに、何日待ってもその僧侶は来てくださらないのです。十日ほどした時に、カンちゃんは呆気《あっけ》なく急に亡くなってしまいました。「ああ、残念無念」と思いました。今、救いを伝えたいと思ったら、本当は自分で救いについて語らなくては……ですね。

仏法には明日と申すことあるまじく候ふ。仏法のことはいそげいそげ

（『蓮如上人御一代記聞書』）

十二月でしたが、その時急に思い立って翌月一月から「ビハーラの会」と名付けて、まずはカンちゃんの時依頼しても来てくださらなかった布教使さんを招いて第一回「ビハーラの会」を開催しました。病院中、誰もこのビハーラという言葉は知らないまま何かの娯楽の会のように思って、人々が集まりました。出だしの挨拶で私は先月亡くなったカンちゃんの話から始めると、その病棟看護師が涙するのが見えました。そこで誰にでも来る死とは何なのかをお坊さんに聞きましょうと言ってビハーラの意義をお知らせしました。患者さんや職員は仏法を聞くことは初体験のようでしたが、メモを取り聞く人々もおり、その内だんだんと聴聞にも慣れ、ほぼ毎月開催するようになって三十年になるのですが、当初は病院で仏教とは？　と予想通り非難する職員がいて、苦労もしましたが、仏教への味

方が次第に増え、患者さん、職員の中に熱心な聴聞者も念仏者も現れ始め、その数が増えていきました。三十年続けてきた当院の院内誌『ようこそ』にたびたび「病院ビハーラについて」と題して書いていたことで、私は年間三十回ぐらい、北海道から九州まで、本願寺関連の講演に呼ばれるようになりました。その後やっと夫の宮崎も仏法を聞き、お念仏のご縁に遇いました。

妙好人の誕生

永くかかって信心に悩み、とうとう患者さんの一人が真の念仏者になり妙好人が誕生しました。かつて病棟の廊下で、阿弥陀さまを信じているから、とか、お念仏しているから大丈夫ですよね、と聞いてきた患者さんです。

院内誌『ようこそ』五九号に小松原章司主治医の宮﨑俊一医師（私の夫）が『小松原章司短歌集――主治医に宛てた短歌手紙より――』と題して小松原氏から受け取った歌、三百三十三首の中から一部の評を書いて載せています。

小松原さんの短歌の一つ、

煩悩の　河に流され　苦しさを　阿弥陀に救われ　ぬれたまま岸へ

という歌について、

煩悩の河から彼岸への救いという緊迫した場面を描いて、仏の本願に出遭い、人生の解決にまで導いた瞬間です。これが鳥肌が立つようなすごい歌なんだなと思います。と、永く真宗に抗《あらが》っていた夫が書いています。そして、

このような泥まみれの中の蓮のような妙好人が出たことは、当院の誇るべきことだと思います。

と書いているこの文章で、夫が本当にお念仏に遇っていることが知れました。

星野院長も、医局長もまた「ビハーラの会」に出ましてから、いつの間にか念仏者になり、とてもお念仏を喜んでくれています。

『ようこそ』五九号掲載の星野恵則院長の文中に、

ＡＣＰ面接の際、この小松原さんが、「最期に会いたい人は誰ですか？」と問われたら小松原さんはためらいなく「従妹です。私の元婚約者でした」と答えました。そのとき同席していた弟さんは「私と同じ年で高齢でもあるから来られないと思う、聴い

てはみますけど」と言われたのでした。しかし、その後にご本人の望み通り、その従妹もお元気で、会いに来て下さいました。ＡＣＰ面接で本人の望みを聞くことがなければ、到底、そのような流れにはならなかったものと思い、感動のエピソードでした。

と、書いています。会いたい人のもう一人は阿部信幾師でした。阿部氏は、群馬から夜の会「やさしい仏教講座」のために院内に泊まりがけで毎月来てくださいました。その会を一度も欠かさず参加されたのが小松原さんでした。

本日、私が申し上げたいのは、ビハーラと言おうが、ＡＣＰと言おうが、その内容が人生の解決、生死の解決に迫るものがなければその意味は半減するのではないでしょうか、ということです。私ども医療人は、お坊さんよりも生老病死《しょうろうびょうし》の現場、その真っただ中で働かせていただいている者なのです。どれだけ医学が極められても、死に瀕する人と向き合う現場では各々の医者が、看護師が引き受けているわけです。しかしお坊さんはそこ（死）の終わった後を引き受ける。それが日本です。一方欧米諸国にはチャプレン制度（病院内に牧師、僧侶がフリーで患者と話ができる制度）があります。日本にないチャプレン制度。ですから、私は患者さんとお浄土の話をするようになり、拙著『お浄土があってよかったね——医者は坊主でもあれ——』に、そのことを書きました。医者であると同時に坊主でなければ、何の役にも立てず、ただ非常に虚《むな》しさを感じつつ最期を看取《みと》るだけでしかないのです。ですから看取る者は坊主と同じかそれ以上に生死の解決をして、自分自身が平生業成《へいぜいごうじょう》の信心、安心《あんじん》をいただいた者、つまり、自分自身の人生の解決が済んだ者が、この死の解決の結論の話ができるのだと思います。ですから、ビハーラをする人も、医者もみんな、この浄土真宗の信心がなければ、本当のビハーラにはならないと思っています。ビハーラとは、ボランティアの姿ではない。信心の姿そのものを、その現場で発揮する、これがビハーラだと思っています。

もう阿弥陀さまが抱いてくださっているのですよ

症例一

令和五年八月三日に病棟へ行ったら、全く知らない方が入院していました。「あの人は?」とナースに聞くと「上の病棟から下りてきたお坊さんですよ」と言うのですね。

「ああ、面白い」と思って患者さんのところへ行きました。電子カルテに書いておいた私とのやり取りがありましたのでその文章を読みます（資料、カルテ問診記録文。「」内はカルテ記載文字です）。

ベッドサイドで私がまず初対面の自己紹介の挨拶をしてから、

私「お坊さんと聞きましたが……」

と言ったら、その僧侶は、

僧「そうです」

と。

私「何宗ですか」

僧「曹洞宗です」

私「ああ、では、道元禅師《どうげんぜんじ》ですね。聖道門《しょうどうもん》ですね。私は浄土真宗です。親鸞聖人です」

僧「よく勉強されましたね」

と言うのです。

私「はい、仏法聴聞してきましたから。浄土真宗です」

僧「そうですか」
私「南無阿弥陀仏です。称えたことはありますか」
僧「あります。なむあみだぶつ」
とスルッと言われる。お念仏を口にされたことに正直驚き嬉しかったです。
私「浄土門は他力ですから、阿弥陀さまが、お浄土にそのまんま救ってくれます」
と言うと、
僧「いいですね。でももう間に合わない」
と患者さんのその僧侶が言ったんです。
私「いいえ、間に合っています。お念仏で阿弥陀さまが抱いていて下さって、そのまま救われます」
僧「じゃあ、死ぬ前にお念仏をして死にましょう」
とこの方が言うのです。がんの末期です。
私「いえいえ、今、お念仏していることで、もう阿弥陀さまが抱いてくださっているんですよ。死ぬ間際の救いではありません。今もう救われているのが、お念仏の他力の救いなんですから」

と言ったわけです。そうしたら、この僧侶は、
僧「よかった、嬉しいですね」

と言って泣かれたのです。泣いて喜んだのです。私もびっくりしましてね。私まで感動の涙が溢《あふ》れ出てきました。

「本当に嬉しそうである。素直な感情があふれている。さすがに僧侶ですから、しっかり死を意識している方であり、本気で喜ばれている様子が見て取れる。なかなかよく仏法話が通じている。理解力が大変いい方でした。ＡＣＰ候補としてみよう」と私はカルテに記載しました。

それから二週間ぐらいして、もう一度、あのお坊さんにＡＣＰの交渉にでも行こうかと思って電子カルテの中を探してもいないのです。医事課の課長に聞いたら、「ああ、先生がお浄土の話をしていた患者さんですよね」と、カルテの記載が印象的だったのか覚えていて、すぐ「昨日、亡くなりました」と言うのですよ。「ええっ！　あれが最期のお説教だったんだな。きっとお浄土に参られたんだなー」と私はあの時話していてよかったと、

とっても嬉しく、喜びました。

症例二

外来内科の高齢女性の患者さんの例ですが、ある日「先生、怖くてよー、怖くてよー」と言うので「何が怖いんですか」と聞くと、「死だよ。死が怖いんだよ」と言うのです。患者さんに「死というのは、こういうふうに思っていませんか?」と、診察机の上を指でトントントンと歩いてきて、机の端まで来ると、「ここからドーンと、暗闇に堕ちていくだろうと思っていませんか?」と聞くと、今までこう尋ねた患者さんどなたも一〇〇パーセントの方々は「そう思っている」と言われました。「そうではありませんよ。『なまんだぶ、なまんだぶ』をお念仏の船と言います。その船に乗って生きてきて机の端(死の淵)に来てもそのままお念仏の船は落ちないで、一度閉じたその目を開いたら、そこは『あっ、お浄土だ』と、こうなのですよ」と言うと、患者さんたちはみんな、ぱーっと目を輝かせるのが見て取れます。

その「怖くてよー、怖くてよー」と言った患者さんは、ずっと死が怖いということを思い詰めていたらしくて、お念仏の話をした時、まるで保育園の子どものように、うわーっと泣き「よかったー、お浄土に生まれるのかー」と言って泣いて喜ばれました。その時その診察室にいたナースが、その人の後ろに回って、肩に手を置いて、「そうよ。阿弥陀さまという仏さまはね、必ず救ってくださるのよ。〝なまんだぶつ〟と称えてね、阿弥陀さまが必ず救ってくださるのよ」と、若いナースが言うわけです。私のほうがびっくりしました。

彼女は、ビハーラの会に出て聞いていたのですよね。そして、後で聞くと、彼女自身が、自分のお産の時、帝王切開になり、手術室に運ばれるストレッチャーの上で「アレ！もしかしてこの手術中に死んじゃうんじゃないか、死ぬんじゃないか」と急に恐怖が襲ってきてパニック状態になりかけた時に、ふいっと幸枝先生の顔が浮かんで「いつも必ず阿弥陀さまが抱っこしていてくださるじゃないか」と、それが出てきて急に「よかったー」と思えて、そのまま手術室に入ったということでした。この看護師はどうやらその時に阿弥陀さまに出遇っていたらしいのです。彼女が患者さんにきちんとお念仏の話ができたことを不思議に思い、後で彼女の体験談を聞き、それも有り難い話であり、驚きでした。阿弥陀さまに出遇っていたから、その患者さんに向かってはっきり言えたわけです。

自分自身が救いに出遇っている人が言えるのですね。救われていなければ、そんなことは言えないです。みんな、そうです。ナースもそうです。ナースエイド（看護助手）さんも、夜の「やさしい仏教講座」にずっと出ている方が二人とも、患者さんに「お浄土があるじゃない。心配ないよ」と病棟で言っていることを知ってびっくりしました。ナースエイドさんが、患者さんと雑談する時に、その話をしている。それは、その方に信心・安心《あんじん》があるからです。これを「自信教人信《じしんきょうにんしん》」と言います。自らが信じて、そして、目の前の方に、それを教えないではいられないということです。「ビハーラ」とは安心して心安らいでいられるところ。今ここに救いが届いて救われている。そのこと以上の安らぎは他にないのではないでしょうか。

このビハーラを、皆さまにも実践していただきたい。ぜひ、そうしていただきたいのです。

うちの病院の理念、それは、「目の前の患者さまのいのちを、自分のいのちのように思う」。いいでしょう？　この病院の理念はちょっと他にないですよ。こんな医療をやりますよ。目の前の方のいのちを、自分のいのちだと思ったら、これが自分だったら「必ず救われるよ」「こんないい人生があるんだよ」と、言ってほしいですよね。

ビハーラのはたらき場（お浄土で、また会おうね）

私が病院にいない間に小松原さんが亡くなりました。小松原さんのACPの時、最期まで自然に生き、自然な死に方をしたいという彼の希望そのままに、静かな最期だったそうです。その時を看取った病棟の佛川看護師から最期の話を聞き、すごいことを言ってくれたものだと感心してしまいました。

それは小松原さんの呼吸状態が悪化した時の話です。彼は私に「先生、ちゃんと僕は言いましたよ」と言うのです。「何て言ったの？」「『お浄土で、また会おうね。なんまんだぶつ、なんまんだぶつ』と言いました」と言うのです。「すごーい。よく言ってくれましたね。よかった、よかった」「はい」と彼も満足そうに言い、「先生、病棟のみんなで練習してありましたから」と言うのです。みんなで申し合わせて、小松原さんが息を引き取る時に当たった者は、「お浄土で、また会おうね。なんまんだぶつ、なんまんだぶつ」とこ

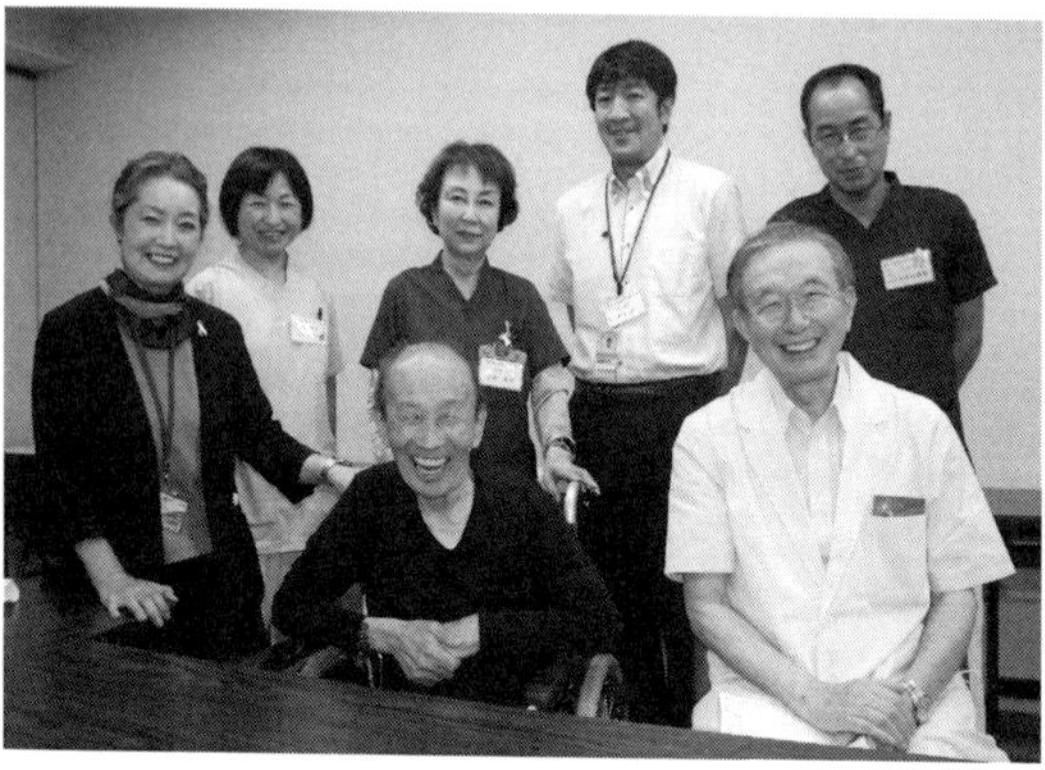

小松原さんのACP終了後に記念撮影（この写真の掲載はご本人、ご家族の了解済みです）

ういうふうに言おうと言い合わせていたのです。

何と素敵な三階のナースたちなのでしょうか。彼の「ちゃんとできましたよ」という達成感で輝いた、キラキラした目と顔。「ありがとう。本当によかったね。みんなも、またお浄土で小松原さんと会えますよね」という会話をしました。

人生の解決の済んだ人の終末は、何と納得のいく清々《すがすが》しい心持ちで、医療・看護・支援を終えることができたことか。それを見守る病棟のナースたち、みんなが一様に安堵し、患者さんのＡＣＰ通り「自然体で」という希望をかなえ、お浄土に見送る責任をも果たせたことへの満足感で、きっと看護者たちは喜び合えたに違いないのです。

つまり、看取る側も、亡くなっていく側も、みんなが納得し、安心し、満足がある、救いがある。これですね。これを「ビハーラ」と言うのではありませんか？　これが「ビハーラ」の真髄、醍醐味《だいごみ》ではないのですかね？　ビハーラ医療団の成せる意義は、こんな大事な場面で生かされるためにあるので、まさにこの度も「ビハーラ」が確かに生きて働いていることを知り喜びました。

信心ということ

最後に、私に聴聞させてくださった和上様方の聞き書きから申し上げて終わりたいと思います。

まず、お念仏は理屈ではありません。信心は、聞くこと一つ。求道《ぐどう》というのとも違う。努力や学習や勉強の類いとも違います、とのことです。世の中の理屈は使わない。仏さまの話を、自分のところへ持ち込んで自分に確認しないこと。

よく小松原さんがやっていましたね。廊下で会うと、「先生、仏法を信じているから大丈夫ですよね」と、確認してくるのです。「そんなこと、誰も言っていないでしょう。こっちが信じているからじゃないですよ。小松原さんのほうに、何もなしで、阿弥陀さまのほうが他力で救うと言っているでしょう」と。

ある時は、「先生、お念仏を称えているから大丈夫ですよね」と。私は「そんなお説教がありましたか？　お念仏は条件でも何でもないし、私たちのほうから何か捧げてするものはありません。無条件の救いです。阿弥陀さまからの条件はゼロ。無条件です。こっちの受け持ち分はゼロ、阿弥陀さまが一〇〇パーセントですから、自分はゼロです」という会話。病棟の廊下でよくした立ち話です。

確認する用事はない。阿弥陀さまが救うと言っているのですから、自分のこころは放っておきなさい。そして、お念仏は称えることが大切でなく、いただいたことが大切。これを信心といいます、と。

われ称え、われ聞こえる。「称名念仏」が大切。自分が「なまんだぶつ」と称える。これを自分の耳で聞くのです。自分で「おお、よかった。これが称えられている」と。つまり、称える私のこころに値打ちはないのです。称えられた南無阿弥陀仏に値打ちがあるのです。

世の中は比べ合いです。お念仏は、たった一人の世界。阿弥陀さまと私と、一人子のように阿弥陀さまが「落とさないよ」と言って抱いていてくださる。仏さま対みんなではない、仏さま対私です。一人一人が喜べる悦びの世界の中にいるのです。私が医師として一番言いたいのは、「お浄土がなくて生きていけるか」「お浄土がなくて死んでいけるか」ということです。

しかし、死んだら誰でもお浄土に生まれ仏さまになるということはありません。信心を離れて、仏さまはありません。信心のないお浄土は、ただの妄想です。

信心になる方法はありません。信心を得るための階段はありません。信心とは「如是我《によぜが》聞《もん》」、ただ聴聞して、「そうか」と聞くだけです。

今、「そうか」と聞いてくださいましたよね、皆さま。信心は自分の脳みその教養や経験や常識を外してただ聞くだけです。仏法は、「阿弥陀さまの救いがあるよ、ご本願があるよ」と聞いてそのまま、「ああ、やれやれ、よかった。たすかった」と、私の思いとは全く関係なかった、全て阿弥陀さまは一〇〇パーセントだということを、今日は、お話ししようと思ってまいりました。

（写真、名前〔実名〕などの掲載は患者自身およびご家族の承諾を得ました。また症例についても院内の会議で承認を得ています。）

燃え尽き症候群と仏教

田畑正久

はじめに

現代社会は情報機器の進歩で情報過多、そして瞬時に情報が世界に公開される時代性を迎えています。そして効率・能率が優先され、有能性・独創性を追い求める社会状況になっています。

医療の世界では科学の進歩と歩みを共にして診察、検査、診察、治療と日進月歩の進展がなされています。予防や治療によって長生きできるようになりました。しかし、加齢現象、そして病・死は先送りしても人間の避けることのできない現実です。悪性腫瘍や神経難病では治療方法が確立していなかったり、治療は困難で症状の緩和を目指すも、老病死を避けられず、死を迎えることになります。

患者や家族の希望がかなって、喜んでくれる場合は医療人としてやりがいを感ずるものですが、避けられない老病死の結果としての「死」は医療者にとって敗北感を免れません。患者に寄り添う気持ちを持てば持つほど疲弊感を避けられません。

日本では医療制度の面で時間外労働はあたりまえで、敗北感による疲れの上乗せでの疲弊感が医療者の燃え尽き症候群になり、対策が検討されようとしています。

種々の原因が考えられていますが、今回、仏教と医療の協働ということでの仏教的面からそのことを考えてみたいと思います。

燃え尽き症候群の定義、特徴、原因

燃え尽き症候群は、数年前までは医学用語としては使われておらず、いわば概念として使用されている言葉でした。それが最近改定された国際疾病分類（ICD－11、病気に対しての診断を世界で統一するため作成）の中で、燃え尽き症候群の定義が初めて記載されました。

燃え尽き症候群に陥った人は、特徴として主に以下の三つを感じると考えられています。

#1．情緒的消耗感（emotional exhaustion）：今まで楽しいと思えていた仕事が、つまらないと感じる。仕事に精を出しすぎて、身も心も疲れ果てたと感じる。「情緒《じょうちょ》」が「消耗」すると表されているように、仕事に対しての情熱が燃え尽きて、熱意や意欲が低下している状態のことです。

#2．脱人格化（depersonalization）：同僚やクライアントの顔を見るとイライラするようになった。いつもはできていた周囲への気配りをしたくないと感じる。「人格」を「脱する」と表されているように、それまでの人格が嘘のように周囲に対して攻撃的になったり、思いやりのない態度を取ることが特徴です。

#3．個人的達成感の低下（personal accomplishment）：仕事を終えても達成感が生まれない。仕事に対しての有能感が消えて、自己否定の気持ちが出てくるその名の通り、仕事で得られていたはずの達成感が失われてしまうことです。達成感の欠如は、仕事

に対してのモチベーション低下にもつながり、それにより情緒的消耗感がさらに強まる可能性も否めません。

上記の1~3を日常的に感じている場合は、燃え尽き症候群の可能性を考えたほうがよいでしょう。

燃え尽き症候群の原因とは？

燃え尽き症候群による心身の不調は、前提として職場に関するストレスが要因です。働く中で感じるストレスは個人差がありますが、次のようなものが考えられます。

職場の人間関係に不満がある。評価システムがあいまいで、正当な評価を受けられていないと感じる。休息を取る暇がなく、仕事に追い立てられている。対面業務により笑顔を絶えず求められ、気持ちがすり減っていると感じる。

医療現場からの燃え尽き症候群の報告

1．第二四回日本緩和医療学会学術大会（二〇一九年六月）

国立がん研究センター東病院緩和医療科の松本禎久氏、緩和ケアを志す若手医師を対象に燃え尽き度や心理的苦痛の有無を調査した結果、69・4％に燃え尽きが見られ、30・1％に気分・不安障害が認められることが分かった、と学術大会で発表。

2．脳神経内科医におけるバーンアウトの現状と対策――下畑享良、他 日本神経学会キャリア形成促進委員会報告（『臨床神経』第六一巻八九～一〇二頁、二〇二一年）

医師のバーンアウトに関連する要因を明らかにし、今後の対策に活かすため、二〇一九年十月、日本神経学会はバーンアウトに関するアンケートを脳神経内科医に対して行った。本邦の脳神経内科医のバーンアウトは、労働時間や患者数といった労働負荷ではなく、自身の仕事を有意義と感じられないことやケアと直接関係のない作業などと強く関連していたと報告されています。

3．救急医の一割、深刻な燃え尽き症候群か　睡眠不足も関連（「朝日新聞」二〇二三年十一月）

救急医の一割近くが深刻な燃え尽き症候群の恐れがある――。重症度に関わらず受け入れを行うＥＲ型救急（emergency room の略、北米型救急医療モデルのこと）の普及を目指すＮＰＯ法人「ＥＭアライアンス」（東京都）が全国の基幹救急病院を対象にした調査でこんな結果が明らかになった。

二〇二一年に全国の基幹病院に勤める救急医三三六人を対象に調査票を送り、回答があった二六七人分を分析した。調査項目は二二でアメリカなどと同じ内容。⑴心理的エネルギーが出尽くす「情緒的消耗感」、⑵患者を物のように扱ってしまう「脱人格化」、⑶成果が出ないといった「個人的達成感の低下」に分類し、重症度を判定した。

医療過誤や休職などにつながりかねない重症と判定されたのは⑴が16・1％、⑵が19・8％、⑶が67％だった。三つすべてに当てはまる深刻な燃え尽き症候群だったのは一割近い8・9％だった。アメリカでの調査と比較し、⑴と⑵は低く、逆に⑶は高い傾向だった。

全診療科で調査がされているアメリカでは、救急医が最も燃え尽き症候群の程度が高い結果が出ているという。

4．過去五年で米国医師の燃え尽き症候群が増加（二〇二三年十月）

米・Harvard Medical School の Marcus V. Ortega 氏らは、過去五年間の米国医師における燃え尽き症候群の有病率を明らかにするため、医師一三〇〇例超を対象に調査研究を実施。その結果、全体として燃え尽き症候群の有病率は高まっており、特に女性医師やプライマリケア医、経験の浅い医師で顕著だったと *JAMA Netw Open* に報告した。

〈二〇一七、二〇一九、二〇二一年の三回、現役臨床医を対象に調査〉

米国では医師の燃え尽き症候群の増加が報告されているが、調査方法に多くの限界があり、実情は明らかでない。そこで Ortega 氏らは、過去五年間の米国医師における燃え尽き症候群の有病率を明らかにするため、二〇一七、二〇一九、二〇二一年に調査研究を実施した。

対象は、米・マサチューセッツ総合病院医師組合に所属する現役の臨床医一三七三例。米国世論調査協会（AAPOR）のガイドラインに準拠したオンライン調査票を用いて、

①医師のキャリアと報酬に対する満足度、②Maslach Burnout Inventory（MBI）とUtrecht Work Engagement Scale（UWES）を用いて評価した医師の幸福度、③医師に対する管理業務の負荷、④リーダーシップと多様性――の四領域について調査した。

〈医療制度の潜在的脅威、早急な解決策が必要〉

回答率は二〇一七年が93・0％、二〇一九年が93・0％、二〇二一年が92・0％だった。三回の調査全てに参加した医師は一三七三例（二〇一七年のコホートの72・9％）で、燃え尽き症候群の有病率は、二〇一七年の44・4％（六一〇例）から二〇一九年には41・9％（五七五例）に低下し、二〇二一年には50・4％（六九二例）に上昇した。Ortega氏らは「米国において医師の燃え尽き症候群が増加していることが示された。米国の医療制度における潜在的脅威となるため、早急な解決策が求められる」と結論している。

仏教からの視点

燃え尽き症候群の原因は医療現場の労働環境（過労、時間外勤務状況、事務的仕事の多さ、人間関係、報酬等）に原因があることが多いが、そのことは今回触れずに、仏教との絡みと思われる部分に触れることにします。

医療の仕事の人間の命に係わる領域であり、医学だけだとだれもが納得しやすいのですが、医療となると一人の人間の心理、倫理、宗教、法律などを含んだ医学の応用であり、医療は限りなく広く、深い。そして患者や家族の人生を巻き込んだ複雑さがあり、医療者自身の倫理観・人生観・価値観が自問されることもあります。

急性期医療現場では平均在院日数の短縮が求められ、患者との対話も人間関係ができるには不十分で、患者にとって医療者は病気をよくしてくれればよい、治療技術者としての受け止めになる傾向にあります。人格的な触れ合いは少なくなります。

慢性期や終末期の医療現場では人間的な触れ合いは増えるが、具体的な老病死に直面することにもなります。医学教育では病気を治療して健康に戻す、そして一部はリハビリをして社会復帰を目指すことが主な内容になっています。しかし、現場では具体的に障害を抱《かか》え、まさに老・病・死を抱えた患者のその後の人生が問題となります。現場の医療者に先立って老病死に直面する患者の心情は知的な理解の範囲で他人事に近いものです。障害や老病死をどう受け止め人生を生ききるかは医学の教科書にはほとんど書かれていないのです。

日常生活や老病死の現場の声

1、○寺○一氏の社会教育指導員に就任にあって（公民館報より）
（前略）昨年の春、三十六年間の教員生活に終止符を打った時、二度と勤め人（宮仕え）をすることはなかろうと、ごく自然に思い込み、事実、翌日から、自由気ままに、釣りや温泉三昧、寝たい時に寝、食べたい時に食べるという自堕落な暮らしにどっぷりと浸かっていた。ところが、半年を過ぎた頃から、そんな快適な極楽生活にも陰りが射し始めた。河口の堤に腰掛けてハゼを釣っている最中にも、何か落ち着けない気分に襲われるようになった。その気持ちは、日を追って深まってきて、ずっと憧《あこが》れ続けてきた、何ものにも束縛されない自由な暮らしも、案外、味気なく、虚《むな》しいものだと思い出した。しまいには、今まで感じなかった世間の目が気になり始めて、ブラブラしている自分自身に罪悪感すら抱くようになってきた。（後略）

2.「らんどあるつと」一九八八年、岩手県地域医療研究会。三〇周年記念特集、巻頭

言：中島達雄

（前略）現代の日本における住民の生活は衣食住に関する限り恵まれ過ぎている位だし、昔のように金が無くて医者にかかれないという現実もない。世界一の長寿、伝染病の克服、乳幼児死亡世界最低を誇り、金持ちの国ニッポンと謳われている。それなのに何となく虚しく充実感がない。物質的な欲望は満たされているのに我々は生きているという実感と歓びが無いのである。これはどうしたことであろうか。（後略）

3．キューブラー・ロスは「私はいい生活をしてきたけれど、本当に生きたことがありません」という、死を前にした四十歳代の女性（進行がんで緩和ケアを受けていた）のアメリカ人の言葉を紹介されています。

自らは死ぬるいのちを生きているものだと、死と直面し、人生全体の意義が問われる中でこの言葉を残されたのだと思います。この言葉の根底に流れているのはいのちのさけびです。

4．「はたせていない自分の責任と使命を痛感」（南御堂、二〇二〇年三月一日）、○法△大谷派僧侶昨年の秋に、ご門徒の八十歳の男性が亡くなり、胸が痛みました。亡くなられた悲しみと、教えのご縁を開くことができなかった、自分の不甲斐なさがありました。海外勤務が長く、会社の現地法人の役員を歴任し、六十五歳で定年。その後は悠々自適の生活でご夫婦も仲睦まじく、子供さんたちも自立し、何の心配もないとおっしゃっておられました。聞けば誰もが羨む生活です。

その方が七十五歳ぐらいの時、春彼岸のお参りに伺いました。勤行の後、住職さん、もうこのまま終わっていくのかなって思うんです」と急におっしゃるのです。表の姿とは違った本音です。良い生活だけど、満たされないお気持ちがあったのでしょう。お茶をもって来られた奥さんが、それを聞いて「感謝しなければならない生活なのに、後ろ向きの事ばかり言うんですよ」と。それで私は「生き方の問題ですか」と聞きました。すると「そうです」とはっきりとおっしゃるのです。今まで会社で苦労して築きあげた世界がありました。でも辞めて帰ったら何もないんです。どんな好きなことをしても、満たされない空しさです。「私の人生、これで良かった」と言える世界に出合いたいという叫びにも聞こえました。

その後、しばらくして体調を壊され入院。そのまま施設に入所され、会話も困難になっておられました。そして亡くなったお知らせをいただいた時、私はいたたまれない気持ちになっていました。（後略）

これらの声は人生における、一種の燃え尽き症候群に似た症状と受け止めることができるのではないでしょうか。戦後から今日までの日本の社会状況を考えると「生きる」「生きていく」ための手段・方法・道具の位置にあるものは色々教育を受け、情報も多く、日常生活の現場の知識として身につけていきます。しかし、人生を生きることの目的や意味についてはほとんど考えずに、娯楽やスポーツなどや衣食住の課題に埋没して過ごすことになっています。

一九九九年世界保健機構（WHO）は健康の定義の変更を提案しました。それまでの健康の主要因は⑴ physical（身体的）、⑵ mental（精神的）、⑶ social（社会的）、であったのですが、人間の人生の全体を考えると、⑷ spiritual（スピリチュアル）の要因を追加することを理事会では決定がなされましたが、総会の決定にするには条件が満たないとして保留になっています。この⑷spiritual（スピリチュアル）の受け止めが日本の医療界では困難で共通の定義がなされていません。普遍的宗教（世界宗教）への理解もなかなか進まない科学的合理主義信仰が席巻する医学・医療界では理解が進まないでしょう。

明治時代西洋医学を導入する時、招聘したドイツのベルツ教授は来日後二十年頃、日本の科学教育・医学教育で日本人は西洋の科学・医学を学ぶ過程で科学思想の果実だけを学び、その背後にある精神性（哲学・宗教）を学ぼうとしない、という苦言を呈しています。その延長線上が今の日本の医学・医療界ではないでしょうか。

私は、宗教性と重なりの多いspiritualの課題こそ⑴人間に生まれた意味・意義・物語、⑵生きることの物語、⑶死の受け止め（安心）、⑷罪悪感からの解放（無条件の救い……浄土教）等の気づきが求められると思います。上記の⑴⑵⑶と⑷は並列にあるのではなく、⑴⑵⑶の三要因を背後（底辺）で支えるはたらきが⑷ではないかと考えています。⑷に関しては浄土教の「浄土」、仏の智慧《ちえ》のはたらきの場が大事だと受け止めています。

仏教と医療は同じ生老病死を課題としながらも、なぜ協働がむつかしいのか

それを言いあてているのが次の文章です（羽矢辰夫著『スッタニパータ　さわやかに、生きる、死ぬ』ＮＨＫ出版、二〇〇七年）。

「私の人生は一回だけで、死んだら終わり。だから、生きているうちに、楽しいこと、心地よいことをするしかない。私だけが幸せになることが、人生の目的である」。この思考は、人によって程度の差はあれ、虚無主義と快楽主義と個人主義が複雑に絡みあいながら形成されているように思われます。生きることにほとんど意味を見出せないけれど、生きていかざるを得ないので、その基準を、最も生きている実感を得られやすい、個人の快楽に求めようというわけです。

とはいえ、いつも楽しく過ごしていたい、それが幸せというものだ、というのであれば、人生の最後は必然的に不幸せです。また、幸せになろうとして、幸せを未来に求めると言うのであれば、現在はつねに不幸せな状態だということになります。今が

幸せであれば幸せを求めることはないからです。幸せを求めれば求めるほど不幸せになる、という悪循環に陥ります。

この人生観の中には、自分の為なら何でもする、他人のことなどかまっていられない、という極端なエゴイズムから、自分が自分自身を大切に思うように、他者も自分自身のことは大切に思っている、だから、お互い仲良くしなくてはいけない、というヒューマニズムまで含まれています。現状では、とりあえず人に迷惑をかけなければという最低の倫理観が、おおよその基準になっているのではないでしょうか。

それでも、けっきょくは「死んだら終わり」です。唯物論的な近代科学の見方が、追い討ちをかけます。というより、近代科学が提示するコスモロジー（cosmology、宇宙の起源、構造、発展についての神話的世界観、宇宙論（観））を私たちが受け入れ信仰している結果、といったほうが正しいかもしれません。私たちの世界はすべて物質に還元でき、生命を構成する物質が集積したときに「生」があり、それが分散したときに「死」がある。ただそれだけのことです。「生きている」ことに意味はありません。「生きている」こと自体に意味がないのに、その質（Q.O.L、quality of life）を問う意味はありません。質を問う根拠はどこにもないからです。

自分がまったく独りで、宇宙の真っただ中に放り出されているような孤独感、何をしても同じであるような無力感、そして結局は死んだら終わりという虚無感、日常生活では何の問題もないけれど、なぜかこころが満たされていないような不全感、これらは一種の「病い」といえます。なぜなら、いずれの場合も、生命がいきいきと生きていないからです。

医学・医療は原則として病気を健康に戻す（根治が困難になれば症状の緩和を目指す）、そして障害が残ればリハビリで健常に近づけるのが仕事です。それに比べると仏教は健常に戻せない老病死をも含む全人的苦悩に対応しようとするのです。医療者が宗教的配慮なしで全人的なＱＯＬを判断しようとして、判断できているという思いをもっているように思われます。前記の羽矢辰夫氏が指摘するように科学的（計算的）合理思考では人間の人生全体像を把握できないでしょう。

心理学者の河合隼雄氏は、著書の前書きにこんなに書いています。「ある恋仲の男女がいて、たまたま京都の大通りの両側で、待ち合わせの場所に行く二人が、お互いに気づいた。そして彼女が『○○さん』と呼びかけて、手を上げたら、男性の方が気が付いて、急にその大通りを横切ろうとした、そこに車が来た。交通事故が起こった。彼は救急車で病院へ運ばれた。医師たちが種々の手を尽くして救命しようとした。しかし、結局亡くなった」。彼女は亡くなった彼を前にして「○○さんどうして死んだの」と嘆き悲しんでいたら、そばにいた医師が「出血多量で死にました」と言ったという。なぜ、こういう不条理なことが起こったのかという、「なぜ死んだの」という嘆きに対して、計算的思考で考える医師は……適切に答えることはできないわけです。

根治できずに症状緩和を行う緩和ケアの現場で患者から発せられるspiritual（スピリチュアル）pain（疼痛《とうつう》）としての苦悩を「死の臨床」研究会の初期から今日まで活躍される柏木哲夫氏（キリスト者）は、自分の臨床経験から以下のことをスピリチュアルペインとして挙げています（普遍的な宗教の素養のある人だから、患者の訴えの背後にある心を推測されています。見る眼がないと見えません。自分の心に自覚できなかったり、仏の智慧〔無量光〕に照らされて知らされた経験がないと見えないのです）。(1)生きる意義に対する問い：生きるとはどういうことか、私は何のために生まれてきたのだろうか等、(2)苦しみに対する問い：なぜ自分だけにこういう事が起こったのか、私にはどんな価値があるのか等、(3)希望が無いという訴え：どうしてこんな病気になってしまったのだろうか。まだやりたいことがあったのに……、(4)孤独感の訴え：こんな私を誰も助けてくれない等、(5)罪悪感の表出：私が悪いことをしたから、こんな病気になったのか等、(6)別離の寂しさ：もう一度会うことは可能なのか。家族ともう二度と会えなくなるのか、(7)家族に迷惑をかけているという思い：いっそ早く死んでしまいたい、(8)死後の問題：死んだらどこに行くのか等であると言われています。これらは計算的思考の医学からは対応できません。

哲学者の清水哲郎氏はスピリチュアルが指し示すことは人間の生の領域のどの部分であるかを思考することが重要であると指摘し、私が持つ「世界についての根本了解と根本姿勢の対」が「私のスピリチュアルなあり方」の中核ですと言われています（清水哲郎、他編『人生の終わりをしなやかに』三省堂、二〇一二年）。

われわれが世間の物事を考えるとき、特に老病死という現実に出会うときにどのように考えていくか、その現実をどのように受け取るかが根本了解という意味です、その課題にどう取り組み対処していくかが根本姿勢という意味です。その両者がスピリチュアルの中核だということです。

避けることのできない老病死に直面するとき、いくら計算的思考で分別しても老病死の現実を免れることはできません。ドイツの哲学者ハイデガーは計算的（分別）思考ではなく全体的・根源的思考として、この現実は何を私に教えよう、気づかせようとするのか、「物の言う声に耳を傾ける」という思考の大切さを教えています。種々の現実に出会うとき、この困った現実は、この悲しい事件は、この失敗は、等の現実は私に何を教えようとしているのか、と受け取る方向性が大切だと思われます。まさに「物の言う声に耳を傾ける」全体的思考（縁起の法、無分別思考へ通じる）へ転回させることにしなければ、老病死の受け取りの対応はできないでしょう。

あらためて医療と仏教の協働

健康の定義の所でふれたように健康の三要素（身体、精神、社会）を底辺として支えるスピリチュアルは、生老病死《しょうろうびょうし》、人生の全過程を支えるのだが、現実的には具体的な回復不可能に近い老病死を課題とすると思われます。医学的思考という科学的合理思考は、私の周囲の状況を対象化して分別思考による計算的な思考で物事を進めていくために、「私」「私が」を問題とせず、対象物を問題とします。その意味で「老病死」はあってはならない、「老化を治療する」の思考です。

哲学者が人生の最後の五〜十年を廃品と思わせる文明は挫折していることの証明である、と指摘するように、医学からは「いかに先送り」するかの発想しか出てこないでしょう。仏教はその老病死の苦悩を超える教えを説くものであります。医療者は自分の価値観・人生観だけでなく、患者の種々の人生観、価値観への柔軟な包容力のある対応が求められるのです。もし医師、看護師だけで無理なら、他分野の人々との協力関係が求められます。医療者に仏教の理解をしていただき、科学的思考で対応できない現実を俯瞰《ふかん》的に見て、老病死には仏教的視点、仏教者との協働を願う所です。

仏教は普通の思考の自己中心的分別思考の限界、執《とら》われ、次元の低さを無分別智《むふんべっち》から指摘し、なおかつその思考がどっぷりと煩悩《ぼんのう》に汚染されていることを見破っているのです。仏の智慧は事象の背後に宿されている本質や深い意味を見出すものです。宗教哲学者、大《おお》峯顕師《みねあきら》は「仏の智慧に照らされる内観という世界を知らないと人生の半分を知らず、味わわないことになります」と指摘しています。

医療者に理解して欲しい「生死を超える仏教」の発想

哲学者フィヒテは「死というものは、どこかにあるのではなくて、真に生きることのできない人に対してのみある」。いつも明日こそ明日こそ（明日が目的で、今日は明日のための手段・道具のように処する）と言って、今を生きされていない人には死があり、今日を精一杯生きている人には死はないのだというのです。

今を生ききるということを、明治時代の学僧、清沢満之《きよざわまんし》は、「天命に安んじて人事を尽くす」と言われました。今日、自分に与えられた場を、これが私の引き受けるべき現実と受け止め完全燃焼する。そういう人には死は問題ではなくなるのです。「死が人を殺すのではなく、死せる人間、生きることのできない人間が、死を作り出すのである」ともフィヒテは言っています。

念仏の心（仏の智慧、汝《なんじ》、小さな分別の殻を出て、大きな仏の世界を生きよ）に触れることが、天命に安んじる世界に導いてくれて、結果として「精一杯生きる」ことに展開します。そこには「生きる死ぬは仏へおまかせ」して与えられた役割を粛々と果たしていくのです。仏さまご照覧あれ、とお念仏で「おまかせ」できたら死んでいけるんだということです。このように、お念仏に込められた仏智《ぶっち》によって受け止めの質的な転換がおこるというのは、私たちにとっての救いではないでしょうか。

お念仏の世界を生きるようになると、懺悔《さんげ》と感謝の世界が与えられます。私がここにいるのは当たり前ではなくて、多くの因と縁によって生かされている世界が、仏の智慧によって気づかされてくるのです。

就学前の男の子が外で遊び回って帰ってきて、疲れで「足が痛いー」と叫んでいる。お母さんはおそらく仏教にご縁がある方なのでしょう、子どもの足をなでてあげながら、「足さんありがとうね、きょう一日坊やを支えてくれて」と足に話しかけました。さらに「もうちょっとすると寝んねするからそれまでもう少し坊やを支えてあげてね」と繰り返していたそうです。しばらくすると男の子が自分から、「足さんありがとう」と言って、それから足が痛いと訴えることがなくなったといいます。

高齢の患者さんたちは口々に、「先生、年とっても何も良いことはないね。耳は遠くなる、目はうすくなる、腰は痛くなる」などと言っています。そこで「今まで八十年間も支えてもらった身体に、お礼を言ったことがありますか」と尋ねますと、そんなこと考えたこともないとおっしゃいます。

若い時のように無理がきかなくなってきたら、いたわりながら使ってゆかなければいけないなと思えてくるでしょう。仏の無分別智に触れるとき、ここまでよく支えてくれた、そうとしか思えないではないかと仏の智慧の視点に転じてくるならば、現実の受け止め方が変わってくるのです。

医療者に願われる仏教的素養

仏教の課題は「孤独」と「空過流転《くうかるてん》」を超えること、そして「生きることを学ぶ」とお聞きしています。別の表現では「人間に生まれてよかった」「生きてきてよかった」「私は私でよかった」と言える人生を生ききる人間に成ることではないでしょうか。

科学的分別思考の医学は、自分の外の状況を対象化して問題とします。仏教は外の状況も大切だが、その状況、条件をどう受け止めるかの心、意識の問題がより大切だと教えます。お経の中に「田があれば田に悩み、家があれば家に悩む（略）、田がなければ田を欲しいと悩み、家がなければ家が欲しいと悩む」の趣旨の一節があります。経典に示された通り、物に憂《うれ》い、事柄に憂い、人に憂いながら生きる私たちの姿です。ここで言えることは、私の周囲に物や財産が有る・無しの事象が私を苦悩させ不安にするのではなく、それらを受け止める心や意識が、苦悩や不安を引き起こす大きな原因という事実です。

仏法の学び、無分別智との接点を持つことによって阿弥陀仏の心に触れるでしょう。その歩みの中で分別思考の迷いに目覚め、仏の智慧を頂く生き方へ導かれるのです。仏智（無量光《むりょうこう》）に照らされる内観、自分の深層意識に目覚めることを仏教では、悟り、目覚め、気づき、信心（仏の智慧）を頂くというのです。

世俗生活をしながら、仏智に通じる二重世界を生きるとき、自分の価値観が相対化される大きな仏の世界を知らされ、分別思考の執われから解放された自由な生き方（無分別智）に導かれます。その普遍的宗教の目覚めの領域は自然と「存在の満足」「知足」へと導くでしょう。脊髄損傷で手足の自由を失った星野富弘《ほしのとみひろ》氏の「いのちが一番大切だと思っていたころ、生きるのが苦しかった。いのちよりも大切なものがあると知った日、生きているのが嬉しかった」の詩はそれを表現しています。

私たちの知の領域が底辺で目覚めの世界に支えられていることを自覚するとき、理知は十全たる機能を発揮するようになり、人生をいきいき生き、かつ生ききることに導かれるでしょう。

周囲を対象化して見る自己中心の分別思考の視点から、仏の智慧の視点、多くの因や縁によって生かされている、支えられていることに気づき、「与えられた現実・現象の言う声を聞く」発想へ導かれるのです。自分に与えられた現実を無分別智で見ようとするとき、自らに由る生き方、仏教的な自由な生き方へ導かれ、自分自身の老病死の現実を含めて自分に都合の悪いものであっても「物の言う声に耳を傾け」、目覚めへつながり、現実の受容へと展開するでしょう。

私自身、四十歳頃、自分にとって分別すれば条件の良くない職場に移る時、師よりお手紙を頂き、その中で「あなたがしかるべき場所で、しかるべき役割を演ずるとは、今までお育て頂いたことへの報恩行《ほうおんぎょう》ですよ」という一節に「参ったな！　人間に成れてなかった。餓鬼《がき》だった」と念仏させられたことがありました。

頭が下がった姿を「礼拝《らいはい》」という。先輩の念仏者は、「礼拝は宗教の世界を象徴するに最も具体的な、真に人類的な象徴なのである。宗教が、いいかえれば真実が人間に始めて関係してきた、成就《じょうじゅ》した、逆にいえば人間が一歩真実に近づいたことである」と表現されていました。そういう場を持ちうるとき、老病死を含めた現実を限りなく無分別で受け止め、生きる方向性が自然と見出され、生きる勇気を頂くのです。その念仏の徳、触光《そっこう》柔軟心《にゅうなんしん》を頂く歩みにおいて、分別思考ではマイナス価値を受け取れず自力の計らいに振り回わされ燃え尽き症候群に陥る所を、迷いを超える方向に導かれるでしょう。

ビハーラ医療団について

一九九八年七月に三重県の湯ノ山温泉にて、仏教の教えに立ってビハーラ活動を行うことを願いとして、内田桂太（岩手県立磐井病院院長：発会当時）、田畑正久（東国東国保総合病院院長：発会当時）、田代俊孝（同朋大学大学院教授：発会当時）の呼びかけで発会。ビハーラ運動を推進する医療関係者・ビハーラ関係者で構成。事務局を現在、仁愛大学学長補佐室に置く。

〔趣　旨〕

末期医療、高齢者医療の場においては、心の学びやその支えをいかにするか、あるいはまた人生の充足感をいかに得るかなどが大きな課題になってきた。また、先端医療などの場でも生命倫理が問われ、心の学びが必要とされてきた。

特に患者とっては末期になればなるほど医療技術よりも普遍宗教による心の支えが必要となってくる。とりわけ、日本人にとって最もなじみの深い仏教の教えによることが望まれるところである。

そこで、このたび、我々、仏教を学んできた医療関係者は「ビハーラ医療団」を結成し、それぞれの場で、仏教精神にたって医療活動を行い、自ら学び、人をして教え信ぜしめるという「自信教人信」の立場で聞法し、交流、協力して社会に貢献していきたい。

〔綱　領〕

ビハーラ医療団は会員それぞれの場で、仏教精神に基づいて医療活動を行い、一人ひとりの人間が、心豊に幸福な人生を全うしていく事に貢献するために次のことに努めます。

(1)私たちは「自信教人信」の立場で聞法します。

(2)私たちはあらゆる「いのち」を尊び、共生の社会の実現に努めます。

(3)私たちは悩める患者と生老病死の苦悩を共有し、ビハーラ運動の普及に努めます。

〔活　動〕

1、聞法研修会（年一回）

2、出版物等の刊行

3、情報交換

4、ビハーラの啓発・実践

5、医療面での協力

〔学術大会及び研修の記録〕

第一回　一九九八年八月五日〜六日　三重・湯の山温泉希望荘（担当　田代俊孝）

講師　同朋大学名誉教授　池田勇諦

第二回　一九九九年九月四日〜五日　大分・東国東病院（担当　田畑正久）

講師　九州大谷短期大学教授　宮城　顗

第三回　二〇〇〇年九月一六日～一七日　東京・築地本願寺・稲田西念寺（担当　田代俊孝）
講師　元大谷大学教授　坂東性純
第四回　二〇〇一年一〇月二一日～二二日　愛知・同朋大学（担当　田代俊孝）
講師　元東京大学教授　養老孟司
南山大学名誉教授　ヤン・バン・ブラフト
同朋大学名誉教授　池田勇諦
第五回　二〇〇五年七月三〇日～三一日　京都・大谷婦人会館（担当　田代俊孝）
講師　中央仏教学院教授　梯　實圓
第六回　二〇〇六年七月二九日～三〇日　新潟・三条東別院（担当　内田桂太）
講師　元東本願寺研修部長　宗　正元
第七回　二〇〇七年八月一八日～一九日　福岡・専立寺（担当　田畑正久）
講師　筑紫女学園大学教授　小山一行
第八回　二〇〇八年八月三〇日～三一日　石川・金沢東別院（担当　田代俊孝・金沢ビハーラの会）
講師　仁愛大学教授　蓑輪秀邦
第九回　二〇〇九年九月一二日～一三日　名古屋・同朋大学・名古屋東別院（担当　田代俊孝）
講師　同朋大学特任教授　神戸和麿
第十回　二〇一〇年九月一一日～一二日　広島・広島西別院（担当　駒澤　勝）
講師　龍谷大学名誉教授　信楽峻麿
第十一回　二〇一一年九月一〇日～一一日　滋賀・長浜ロイヤルホテル（担当　田代俊孝）

発表　九名

第十二回　二〇一二年九月一日～二日　宮崎・安楽寺会館（担当　栗田正弘）

発表　一一名

第十三回　二〇一三年九月七日～八日　静岡・グランシップ（担当　田代俊孝）

講師　静岡大学教授　松田　純

静岡県立がんセンター緩和医療科医師（当会会員）　相河明規

発表　八名

第十四回　二〇一四年九月六日～七日　那覇・沖縄県市町村自治会館（担当　志慶眞文雄）

発表　一〇名

第十五回　二〇一五年八月二九日～三〇日　京都・龍谷大学大宮学舎清和会館（担当　田畑正久）

講師　本願寺派勧学寮頭　徳永一道

大谷派真宗教学研究所所長　安冨信哉

発表　六名

第十六回　二〇一六年九月三日～四日　岐阜・高山市民文化会館（担当　田代俊孝）

講師　真蓮寺住職　三島多聞

発表　五名

第十七回　二〇一七年八月二六日～二七日　三重・専修寺高田会館（担当　田代俊孝）

講師　広島大学名誉教授　松田正典

専修寺宝物館主幹　新　光晴

第十八回　二〇一八年九月一日～二日　福井・仁愛大学（担当　田代俊孝）
発表　五名
第十九回　二〇一九年八月三一日～九月一日　福岡・専立寺（担当　田畑正久）
発表　八名
講師　専立寺住職・ビハーラ福岡代表　藤　泰澄
発表　五名・シンポジウム
第二十回　二〇二二年九月四日　京都・龍谷大学大宮学舎清和会館（担当　田代俊孝・田畑正久）
発表　七名・一名ＰＰによる発表
第二十一回　二〇二三年九月三日　名古屋・同朋大学博聞館（担当　田代俊孝）
発表　七名

〔刊行物〕
○ビハーラ医療団講義集
Ⅰ『ビハーラ医療団―学びと実践―』ビハーラ医療団編　二〇一二　自照社出版
Ⅱ『念仏医療者の臨床聞法録』ビハーラ医療団編　二〇一三　自照社出版
Ⅲ『穢土の看取りと穢土の看取り』ビハーラ医療団編　二〇一四　自照社出版
Ⅳ『他力のビハーラ』ビハーラ医療団編　二〇一五　自照社出版
Ⅴ『ビハーラの往生と成仏』ビハーラ医療団編　二〇一六　自照社出版
Ⅵ『ビハーラと『歎異抄』による救い』ビハーラ医療団編　二〇一七　自照社出版

Ⅶ『信を得ることとビハーラ』ビハーラ医療団編　二〇一八　自照社出版
Ⅷ『ビハーラと妙好人』ビハーラ医療団編　二〇一九　自照社出版
Ⅸ『救われるとは――医療と宗教の協働――』ビハーラ医療団編　二〇二三　自照社
Ⅹ『老病死を支える――仏教チャプレンの臨床レポート――』ビハーラ医療団編　二〇二四　自照社
『骨道を歩む』宮城　顗・田代俊孝述　二〇〇〇　ビハーラ医療団発行・法蔵館発売（品切れ）

○ビハーラブックレット
①田畑正久述『人間として成長・成熟すること』ビハーラ医療団（品切れ）
②志慶眞文雄述『生死を超えて』ビハーラ医療団（品切れ）
③田代俊孝述『生と死を考える――ラジオ深夜便――』ビハーラ医療団（品切れ）

〔世話人〕
田代俊孝（代表）
田畑正久

〔事務局〕
〒九一五―八五八六　福井県越前市大手三―一―一　仁愛大学学長補佐室内
電話（〇七七八）二七―二〇一〇　Eメール　tashiro@jindai.ac.jp

ビハーラ医療団規約

第1条（目的）　本会はビハーラ（仏教ホスピス）運動の推進と啓発をはかり、会員相互が研修することを目的とする。

第2条（名称）　この会を「ビハーラ医療団」とする。

第3条（所在地）　この会の事務局を〒九一五－八五八六　福井県越前市大手三－一－一　仁愛大学学長補佐室内に置く。

第4条（会員）　この会の会員はビハーラ医療に携わる医療関係者、およびそのことに関心のある者とする。

第5条（役員）　この会に若干名の世話人を置き、そのうち一名を世話人代表とする。会の運営は世話人の合議で行う。

第6条（役員の任期）　当分のあいだ役員の任期は定めない。

第7条（事業）　この会は次の事業を行う。
1　ビハーラに関する研修会、学術大会。
2　ビハーラの啓発事業。
3　ビハーラに関する出版および電子メディア等の刊行。
4　その他。
第8条（運営）　年一回世話人による会議を行い、この会に関する重要事項について審議する。

第9条（会費）　会費はこの会の運営通信費として年額千円とする。なお、研修会参加費は別途徴収する。

第10条（規約の改廃）　この規約は世話人の過半数の同意をもって改廃することができる。

付則　この規約は平成二三年一〇月一日より施行する。

著者紹介（掲載順）

笠 原 俊 典（かさはら としのり）

稲荷山武田病院（京都市）チャプレン。真宗大谷派持専寺住職。認定がん専門相談員（国立病院機構）。大谷大学非常勤講師。ビハーラ医療団会員。元ハワイ・ヒロ東本願寺開教使。滋賀いのちの電話などに協力している。

和田奈緒子（わだ なおこ）

熊本・合志（こうし）第一病院（内科、緩和ケア科）医師。東京女子大学心理学科、鹿児島大学医学部卒業。熊本大学血液内科入局。2016年より医師として働く中で浄土真宗の教えに出遇い、2018年からビハーラ医療団に参加。

田 代 俊 孝（たしろ しゅんこう）

仁愛大学学長。同朋大学名誉教授。真宗大谷派行順寺住職。（公財）長寿科学振興財団理事。文学博士。ビハーラの提唱者の一人でビハーラ医療団代表。元名古屋大学医学部非常勤講師。
主な著書 『親鸞の生と死』、『仏教とビハーラ運動―死生学入門』、『悲しみからの仏教入門』（正・続）、『親鸞思想の再発見』、『親鸞 左訓・字訓・語訓辞典』（以上法藏館）、『愚禿鈔講讃』（東本願寺出版）、『BUDDHISM AND DEATH COUNSELING−Japanese Buddhist Vihara Movement−』（USA:Awakening Press:）、『LIVING AND DYING IN BUDDHIST CULTURES』（ハワイ大学）他多数

宮 﨑 幸 枝（みやざき ゆきえ）

医療法人精光会 みやざきホスピタル 副院長。小児科専門医・内科医。医学博士。ビハーラ医療団会員。東京女子医科大学卒。本願寺派の布教使による病院内の聴聞会「ビハーラの会」、「やさしい仏教講座」（共に毎月開催）を主宰。築地本願寺の仏教青年会で浄土真宗に出遇う。
主な著書 『お浄土があってよかったね―医者は坊主でもあれ―』（樹心社）、『出遇えてよかったね』（本願寺出版社）、『お浄土があってよかったね 2―医者の本音、患者の本音―』（自照社）

著者紹介（掲載順・つづき）

田畑正久（たばた まさひさ）

佐藤第二病院院長。龍谷大学客員教授。大分大学非常勤講師。医学博士。ビハーラ医療団共同代表。九州大学医学部卒。東国東広域国保総合病院院長。龍谷大学大学院教授。日本外科学会専門医・指導医などを歴任。

主な著書　『医療文化と仏教文化』、『医者が仏教に出遇ったら』、『富士川游の世界』（共編）（以上本願寺出版社）、『病に悩むあなたへ』（東本願寺出版）、連載コラム「今を生きる」（大分合同新聞）他

〔編 者〕

ビハーラ医療団

1998年７月に内田桂太（岩手県立磐井病院院長：当時）、田畑正久（東国東国保総合病院院長：当時）、田代俊孝（同朋大学大学院教授：当時）の呼びかけで発会。仏教の教えを学び、ビハーラ運動を推進する医療関係者・ビハーラ関係者のネットワーク組織。会員の多くが医師などの医療関係者であり、仏教を学んでいる。全国各地で「仏教と医療を考える」研修会を開催し、その講義録を刊行。事務局を仁愛大学学長補佐室に置く。2015年第49回仏教伝道文化賞沼田奨励賞を受賞。

ビハーラ医療団講義集 X

老病死を支える

―仏教チャプレンの臨床レポート―

2024年５月25日　第１刷発行

編　者　ビハーラ医療団（代表 田代俊孝）

発行者　鹿 苑 誓 史

発行所　合同会社 自照社

〒520-0112 滋賀県大津市日吉台4-3-7

tel:077-507-8209 fax:077-507-9926

hp:https://jishosha.shop-pro.jp

印　刷　亜細亜印刷株式会社

ISBN978-4-910494-32-6

自照社の本